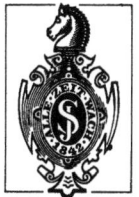

H_2-Blocker in der Therapie säurebedingter Erkrankungen

Klinische Erfahrungen mit Ranitidin

Herausgegeben von
K. G. Wormsley, H.-G. Dammann und B. Simon

Mit 12 Abbildungen und 25 Tabellen

Springer-Verlag
Berlin Heidelberg New York Tokyo 1984

Kenneth G. Wormsley, MD
Ninewells Hospital
Dundee DD1 9SY, Scotland, GB

Prof. Dr. Hans-Gerd Dammann
Krankenhaus Bethanien
Martinistraße 44, D-2000 Hamburg 20

Prof. Dr. Bernd Simon
Med. Universitätsklinik Heidelberg
Gastroenterologische Abteilung
Bergheimer Straße 58, D-6900 Heidelberg 1

ISBN-13: 978-3-540-13800-6   e-ISBN-13: 978-3-642-70040-8
DOI: 10.1007/978-3-642-70040-8

CIP-Kurztitelaufnahme der Deutschen Bibliothek
H_2-Blocker [H-Blocker] in der Therapie säurebedingter Erkrankungen:
klin. Erfahrungen mit Ranitidin / hrsg. von K. G. Wormsley ... –
Berlin; Heidelberg; New York; Tokyo: Springer, 1984.

NE: Wormsley, Kenneth G. (Hrsg.)

Das Werk ist urheberrechtlich geschützt. Die dadurch begründeten Rechte, insbesondere die der Übersetzung, des Nachdruckes, der Entnahme von Abbildungen, der Funksendung, der Wiedergabe auf photomechanischem oder ähnlichem Wege und der Speicherung in Datenverarbeitungsanlagen bleiben, auch bei nur auszugsweiser Verwertung, vorbehalten. Die Vergütungsansprüche des § 54, Abs. 2 UrhG werden durch die „Verwertungsgesellschaft Wort", München, wahrgenommen.

© Springer-Verlag Berlin Heidelberg 1984

Die Wiedergabe von Gebrauchsnamen, Handelsnamen, Warenbezeichnungen usw. in diesem Werk berechtigt auch ohne besondere Kennzeichnung nicht zu der Annahme, daß solche Namen im Sinne der Warenzeichen- und Markenschutz-Gesetzgebung als frei zu betrachten wären und daher von jedermann benutzt werden dürften.

Produkthaftung: Für Angaben über Dosierungsanweisungen und Applikationsformen kann vom Verlag keine Gewähr übernommen werden. Derartige Angaben müssen vom jeweiligen Anwender im Einzelfall anhand anderer Literaturstellen auf ihre Richtigkeit überprüft werden.

Satz: Walter Huber · 7140 Ludwigsburg

Inhaltsverzeichnis

V. van den Brandt-Grädel
H_2-Blocker in der Behandlung der Refluxösophagitis . 1

J. G. Stage
Behandlung postoperativer Rezidivulzera mit Ranitidin 8

K. G. Wormsley
Langzeitbehandlung der Ulcus duodeni-Erkrankung . 14

M. J. Collen, J. D. Gardner, R. T. Jensen
H_2-Blocker bei Erkrankungen
mit pathologisch gesteigerter Säuresekretion 25

H. G. Dammann, T. A. Walter, P. Müller, B. Simon
Medikamentöse Streßulkusprophylaxe
bei Intensivpatienten 36

M. J. S. Langman
H_2-Rezeptorantagonisten in der Behandlung
der oberen gastrointestinalen Blutung:
eine kritische Standortbestimmung 51

B. Simon, H. Dammann, P. Müller
Sicherheitsprofil des H_2-Blockers Ranitidin 57

H_2-Blocker in der Behandlung der Refluxösophagitis

V. van den Brandt-Grädel

Andreas Ziekenhuis, Amsterdam, Niederlande

Einleitung

Die Endoskopie ist die weitaus beste Methode, eine Refluxösophagitis zu diagnostizieren und einen Eindruck über die Schwere der Schleimhautschädigung zu erhalten.
Die Entstehung einer Refluxösophagitis ist auf folgende pathophysiologische Mechanismen zurückzuführen:
– Inkompetenz des unteren Ösophagussphinkters mit herabgesetztem Ruhedruck bzw. abgeschwächter Reaktion auf exogene und endogene Stimuli.
– Chemische Zusammensetzung des Refluates (Magensäure, Pepsin, Gallensalze, Lysolecithin und Pankreasenzyme).
– Motilitätsstörung mit mangelnder Klärfähigkeit der Speiseröhre für zurückgeflossenes Material, sowie gestörter Magenentleerung (v. a. für breiige und feste Nahrung als Folge einer antroduodenalen Koordinationsstörung).
Eine einmal etablierte Entzündung führt zu einer Schwächung des Sphinkterdrucks und verminderter Klärfähigkeit der Speiseröhre, was zu einem Circulus vitiosus führt, der die Entzündung ständig unterhält. Die schwersten Ösophagitisformen findet man bei Patienten, bei denen das regurgitierte Material während der Nacht lange Zeit in der Speiseröhre liegen bleibt. Nächtlicher Reflux von saurem Material ist daher als eine der Hauptursachen der Refluxösophagitis anzusehen. Daher setzte man Hoffnungen auf Medikamente, die die nächtliche Säureproduktion über längere Zeit zu unterdrücken vermögen.

Erfahrungen mit Cimetidin

Cimetidin wurde bis jetzt in 16 Studien auf seine Wirksamkeit bei Refluxösophagitis untersucht [1]. Diese Studien umfassen mehr als 500 Patienten, davon litten schätzungsweise 300 an einer erosiv-ulzerösen Ösophagitis. Bei

den übrigen war die Entzündung weniger ausgeprägt. In den meisten europäischen Studien verwendete man Tagesdosen von 1,6 g, während in den amerikanischen Studien gewöhnlich 1,2 g pro Tag eingesetzt wurden. Zusätzlicher Gebrauch von Antazida war meistens ohne Einschränkung erlaubt. Die Behandlungsdauer betrug in der Regel 6–8 Wochen.
In fast allen Studien hatte Cimetidin einen positiven Effekt auf die Symptome der Refluxösophagitis. Vor allem Sodbrennen trat seltener auf und war weniger heftig. Diese symptomatische Besserung führte zu einem meßbar geringeren Antazidaverbrauch. In 5 der 16 Studien stellte man endoskopisch eine signifikante Abnahme der Entzündung um mindestens 1 Grad fest, und in 3 Studien konnte dieser Entzündungsrückgang auch histologisch bestätigt werden.
Faßt man die Behandlungsresultate der mit Cimetidin bei Refluxösophagitis durchgeführten Studien zusammen, so ergibt sich folgendes Bild: Cimetidin führt bei 63% der Patienten innerhalb von 6–8 Wochen zu einer Abnahme der endoskopisch feststellbaren Entzündungszeichen oder zur gänzlichen Abheilung der Ösophagitis, während dies bei Placebobehandlung nur bei 35% der Patienten der Fall war [1]. Anders ausgedrückt bedeutet dies, daß die Entzündung bei vielen Patienten nur gelindert, jedoch nicht zur vollständigen Heilung gebracht werden konnte. Die Resultate waren demnach weniger gut als diejenigen, die bei der Behandlung eines Ulcus pepticum erzielt wurden. Man stellte sich daher die Frage, ob die nächtliche Säurehemmung durch Cimetidin wirklich effektiv genug gewesen war.

Erfahrungen mit Ranitidin

Bekanntlich führt Ranitidin zu einer konstanteren und stärkeren Unterdrückung der nächtlichen Säureproduktion und hemmt auch die Pepsinsekretion nachhaltiger [2]. Ob es den Druck im unteren Ösophagussphinkter zu erhöhen vermag, ist nicht eindeutig bewiesen [3–8] (Tabelle 1).
Wenn wir uns auf die mindestens 6 Wochen dauernden Studien beschränken, wurde Ranitidin in 8 klinischen Studien an mehr als 300 Patienten mit Refluxösophagitis eingesetzt [9–16]. Wie bei den Cimetidinstudien handelte es sich überwiegend um Patienten mit erosiv-ulzeröser Ösophagitis. In allen Studien verwendete man Tagesdosen von 300 mg. Die Behandlung dauerte mindestens 6 Wochen und wurde in einer Studie auf 12 Wochen verlängert (Tabelle 2).
In 7 der 8 Studien kam es dabei zu einer signifikanten Besserung der Symptome, endoskopisch stellte man einen signifikanten Rückgang der Entzündung um mindestens 1 Grad fest. In der Mehrzahl der Studien konnte dies auch histologisch bestätigt werden (Tabelle 3).

Tabelle 1. Effekt von Ranitidin auf den Druck im unteren Ösophagussphinkter

Autor	Methode	Dosis	Effekt
Bertaccini et al (1981) [3]	„Open tip tube"	0,5 mg/kg KG i.v.	↑
	„Open tip tube"	1,5 mg/kg KG i.v.	↑
Denis et al (1981) [4]	„Pull through"	1 mg/kg KG/h i.v.	–
	„Pull through"	100 mg oral	–
Coruzzi u. Bertaccini (1982) [5]	„Isolated LES"	10 µg/ml	↑
Wallin et al (1983) [6]	„Pull through"	150 mg oral	–
Smout et al (im Druck) [7]	„Sleeve catheter"	0,16 mg/kg KG/h i.v.	–
Meyrick et al (1983) [8]	„Pull through"	50 mg i.v.	↑↓

Faßt man die Behandlungsresultate aller Studien zusammen, so führte Ranitidin bei ungefähr 70% der Patienten mit erosiv-ulzeröser Ösophagitis zu einem deutlichen Rückgang der Entzündung (Tabelle 4).
Insgesamt schneidet Ranitidin etwas besser ab als Cimetidin (Abb. 1). Die Gründe dafür liegen wahrscheinlich in der konstanteren und stärkeren Hemmung der nächtlichen Säure- und Pepsinsekretion und möglicherweise in der besseren Therapietreue bei einer benötigten Tagesdosis von nur 2 Tabletten.
Es fällt auf, daß die Streubreite der in den einzelnen Studien erzielten Resultate relativ groß ist, was damit zusammenhängen dürfte, daß die Ösophagitis nicht in allen Studien auf dieselbe Weise klassifiziert wurde. Eine umfangreiche Studie, in der die beiden H_2-Rezeptorantagonisten direkt miteinander verglichen werden, fehlt bis heute.

Tabelle 2. Behandlung der Refluxösophagitis mit Ranitidin

Autor	Zahl der Patienten (n)	Erosion Ulzeration	Dosis [g/Tag]	Dauer [Wochen]
Multizenterstudie (UK, B, CND, IRL) (1981)	104	104	300	6
Berstad (1982) [10]	68	68	300	6
Sherbaniuk et al (1982) [11]	37	34	300	6
Gent et al (1982) [12]	18	?	300	6
Guslandi et al (1982) [13]	17	?	300	6
Pop (1982) [14]	20	20	300	6
Koelz et al (1982) [15]	38	38	300	12
Wesdorp et al (1983) [16]	19	19	300	6

Tabelle 3. Resultate der Refluxösophagitisbehandlung mit Ranitidin

Autor	Symptomatische Verbesserung	Antazidaverbrauch	Endoskopische Verbesserung	Histologische Verbesserung
Multizenterstudie (UK, B, CND, IRL) (1981)	+	–	+	+
Berstad (1982) [10]	+	+	+	+
Sherbaniuk et al (1982) [11]	+	+	+	–
Gent et al (1982) [12]	+		+	
Guslandi et al (1982) [13]	+		+	+
Pop (1982) [14]	+		+	+
Koelz et al (1982) [15]	+	–	+	+
Wesdorp et al (1983) [16]	–	–	+	+

Zur Langzeitgabe von 150 mg Ranitidin nocte zur Rezidivprophylaxe sind bis jetzt nur wenige Therapieresultate vorhanden, die zudem nicht eindrucksvoll sind [14, 17]. Schon aus den Studien mit Cimetidin ging hervor, daß eine Refluxösophagitis über lange Zeit kontinuierlich und intensiv behandelt werden muß und daß eine Verminderung der Dosis bei den meisten Patienten innerhalb weniger Monate zu einem Rezidiv führt [1].

Tabelle 4. Resultate der Refluxösophagitisbehandlung mit Ranitidin

	Ranitidin		Placebo	
	geheilt/ besser	unverändert/ schwerer	geheilt/ besser	unverändert/ schwerer
Multizenterstudie (UK, B, CND, IRL) (1981)	77	27	41	59
Berstad (1982) [10]	47	19	17	36
Sherbaniuk et al (1982) [11]	23	14	15	21
Gent et al (1982) [12]	14	4	4	19
Guslandi et al (1982) [13]	12	5		
Pop (1982) [14]	9	11		
Koelz et al (1982) [15]	26	12		
Wesdorp et al (1983) [16]	15	4	4	13
Total	223	96	81	148
Prozentsatz [%]	70	30	35	65

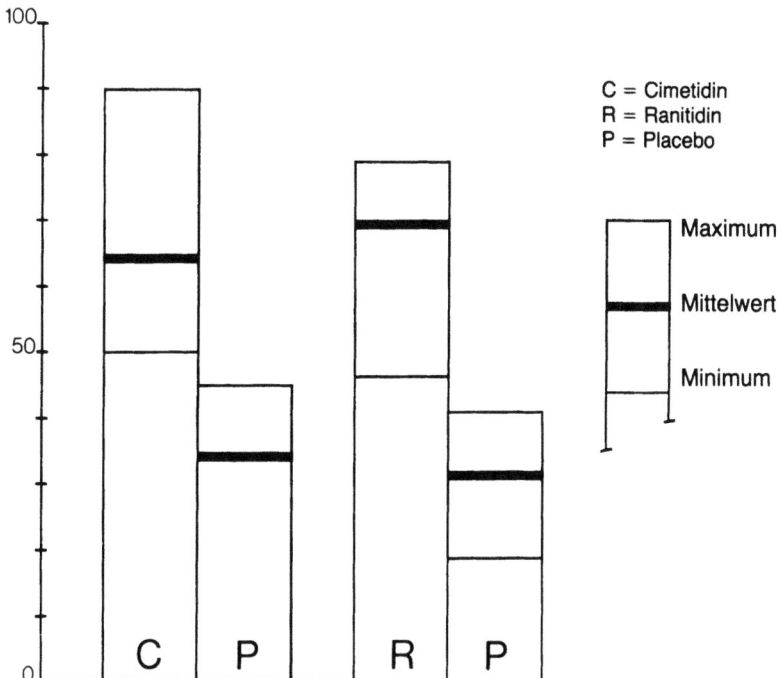

Abb. 1. Cimetidin und Ranitidin im Vergleich zu Placebo bei der Behandlung der Refluxösophagitis. C = Cimetidin, R = Ranitidin, P = Placebo

Ob eine Kombination von Ranitidin mit Pharmaka, wie Metoclopramid oder Domperidon, welche den Druck im unteren Ösophagussphinkter erhöhen und die Magenentleerung beschleunigen, sinnvoll ist und zu besseren Behandlungsresultaten führt, ist zu bezweifeln. Die Kombinationsbehandlung von Cimetidin mit Metoclopramid führte weder zu einem besseren symptomatischen Effekt, noch zu einer schnelleren und besseren Abheilung der endoskopisch feststellbaren Entzündung [1]. Untersuchungen über eine Kombinationsbehandlung von Ranitidin mit dem Filmbildner Alginsäure, welcher die Refluxfrequenz herabsetzt, fehlen bis heute. Theoretisch ist dem jedoch entgegen zu halten, daß Alginsäure zur optimalen Filmbildung Säure benötigt.

In künftigen Studien wäre es zu begrüßen, wenn den allgemeinen Maßnahmen zur Verhütung von Reflux und zur Verstärkung des unteren Ösophagussphinkters mehr Bedeutung zugemessen würde. (Schlafen mit erhöhtem Oberkörper durch Anbringen von Bettklötzen, keine einengende Kleidung, Verzicht auf Mahlzeiten kurz vor dem Schlafengehen, Verzicht auf fettreiche Mahlzeiten, Alkohol etc.). Bekanntlich ist der Genuß von schlackenarmen, fettreichen Mahlzeiten heute weit verbreitet, 80% der Refluxpatienten haben Übergewicht. Die Mehrzahl raucht und trinkt regelmäßig Alkohol. Zusammenfassend kann man sagen, daß Ranitidin die Symptome einer Refluxösophagitis günstig zu beeinflussen vermag. Bei der Behandlung einer erosiv-ulzerösen Ösophagitis ist es deutlich effektiver als Placebo. Die Resultate sind jedoch weniger eindrucksvoll als diejenigen, die bei der Behandlung peptischer Ulzera erzielt wurden. Für die Langzeitbehandlung ist wahrscheinlich eine intensive Therapie mit voller Dosis nötig. Neue Studien mit Ranitidin und Medikamenten, welche die Refluxfrequenz herabsetzen, sowie Studien, in denen Wert auf allgemeine refluxverhindernde Maßnahmen gelegt wird, sind zu begrüßen. Inwieweit die Therapie mit H_2-Rezeptorantagonisten den natürlichen Verlauf der Refluxkrankheit zu beeinflussen vermag und inwieweit ein chirurgischer Eingriff dadurch vermieden werden kann, wird in Zukunft anhand weiterer Studien abgeklärt werden müssen.

Literatur

1. Tytgat GNJ (1981) Assessment of the efficacy of cimetidine and other drugs in esophageal reflux disease. In: Baron JH (Hrsg.) Cimetidine in the 80's. Livingstone, Edinburgh, 153-166
2. Konturek SJ, Obtulowicz W, Kwiecien N, Sito E, Mikos E, Oleksy J (1980) Comparison of ranitidine and cimetidine in the inhibition of histamine, sham-feeding and meal-induced gastric secretion in duodenal ulcer patients. Gut 21:181
3. Bertaccini G, Molina E, Bobbio P, Foggi E (1981) Ranitidine increases lower esophageal sphincter pressure in man. Ital J Gastroenterol 13:149-150
4. Denis P, Galmiche JP, Ducrotte P, Colin R, Pasquis P, Lefrançois R (1981) Effect of ranitidine of resting pressure and pentagastrine response of human lower esophageal sphincter. Dig Dis Sci 26:999-1002
5. Corruzzi G, Bertaccini G (1982) Histamine receptors in the lower esophageal sphincters (LES). Agents Actions 12:157-161
6. Wallin L, Madsen T, Boesby S (1983) Gastro-esophageal function in normal subjects after oral administration of ranitidine. Gut 24:154-157
7. Smout AJPM, Bogaard JW, van Hattum J, Akkermans LMA Zur Publikation eingereicht. Het effect van cimetidine en ranitidine op de intergestieve en postprandiale druk in de onderste slokdarmsfincter (LESP) bij de mens.
8. Meyrick TJ, Trotman IF, Misiewicz JJ (1983) Ranitidine and lower esophageal sphincter pressure. Lancet I:418
9. Wesdorp ICE (1982) Review of the use of ranitidine in reflux oesophagitis. In: Riley AJ, Salmon PR (Hrsg.) Ranitidine. Proceedings of an International Symposium held in the context of the Seventh World Congress of gastroenterology, 95-101

10. Berstad A (1982) Overview of ranitidine in reflux oesophagitis: Its effect on symptoms, endoscopic appearance and histology. In: Misiewicz JJ, Wormsley KG (Hrsg.) The clinical use of ranitidine. Series 5. Medicine Publishing Foundation, Oxford, 297-304
11. Sherbaniuk R, Wensel R, Troutman A, Grace M, Kirdeikidis P, Jewell L et al (1982) Ranitidine in the short-term management of symptomatic gastroesophageal reflux. In: The clinical use of ranitidine. Series 5. Misiewicz JJ, Wormsley KG (Hrsg.) Medicine Publishing Foundation, Oxford, 281-290
12. Gent AE, Gongh KR, Hellier MD, Walker JN (1982) Ranitidine for reflux oesophagitis: An interim report of a double blind controlled trial. Scand J Gastroenterol [Suppl] 17:78
13. Guslandi N, Masci E, Testoni FA, Fasseretti S, Ronchi G, Tittobello A (1982) Ranitidine in the medical management of reflux oesophagitis. Scand J Gastroenterol [Suppl] 17:78
14. Pop (1982) Assessment of ranitidine in reflux oesophagitis. In: Wesdorp ICE (Hrsg.), The clinical use of ranitidine. Theracom, 35-39
15. Koelz HR, Birchler R, Bron B et al (1982) Behandlung der Refluxoesophagitis mit Ranitidin. Schweiz Med Wochenschr 112:1901-1904
16. Wesdorp ICE, Dekker W, Klinkenberg-Knol EC (1983) Treatment of reflux oesophagitis with ranitidine. Gut 24:921-924
17. Koelz HR, Birchler R, Capitaine Y, et al (1983) Does ranitidine prevent recurrence of reflux oesophagitis? Gut 24:1007

Behandlung postoperativer Rezidivulzera mit Ranitidin

J. G. Stage

Rigshospitalet, Kopenhagen, Dänemark

Einleitung

Die moderne Chirurgie des peptischen Ulkus ist konservativ: Der Eingriff wird so klein wie möglich gehalten, um Mortalität und postoperative Morbidität, z. B. Dumpingsyndrom und Diarrhö, auf ein Minimum zu begrenzen [1]. Dieses Vorgehen nimmt jedoch eine steigende Zahl postoperativ auftretender Rezidivulzera in Kauf. In einigen neueren Studien werden Rezidivraten zwischen 10 und 20% innerhalb von 5 Jahren nach Operation angegeben [2, 3].

Die Behandlung dieser Rezidivulzera erfolgt konsequenterweise medikamentös und nicht operativ, da sich die Operation als nicht erfolgreich erwiesen hat (Abb. 1). Bis in die späten 70er Jahre hinein wurden mit der medikamentösen Behandlung jedoch nur unbefriedigende Ergebnisse

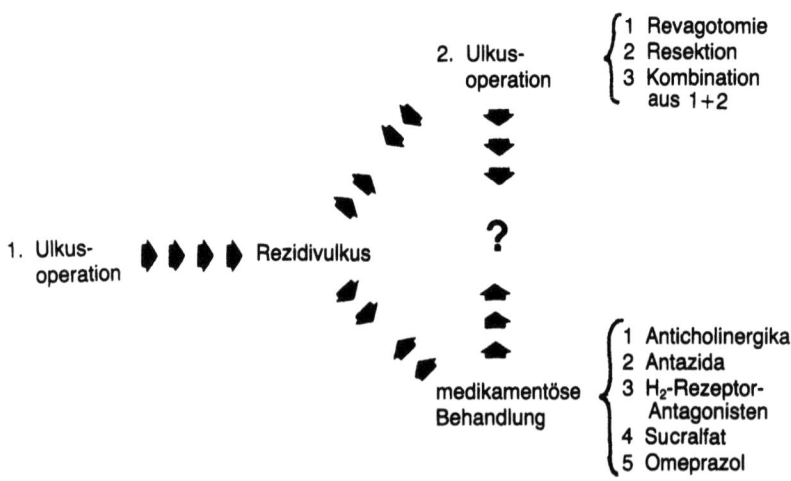

Abb. 1. Flußdiagramm zur Therapie des postoperativen Rezidivulkus. Der **obere Teil** gibt die „alte" Behandlung mit den verschiedenen Operationsverfahren wieder, der **untere Teil** die „neue" medikamentöse Behandlung

erzielt, so daß sich damals die Operation als einzige Alternative darstellte [4]. In großen Patientenkollektiven wurde gezeigt, daß die medikamentöse Therapie aufgrund von Ulkuskomplikationen zudem mit einer Mortalität von bis zu 10% einherging. Eine Reoperation wies eine Mortalität bis zu 6% und Rezidivraten bis zu 11% auf [4].

Ende der 70er Jahre stand der H_2-Rezeptorantagonist Cimetidin für die Ulkustherapie zur Verfügung. Mehrere Studien ließen erkennen, daß Patienten mit postoperativen Rezidivulzera mit Cimetidin genauso erfolgreich behandelt werden konnten wie Patienten mit Erstulzera [5]. Bei der Langzeittherapie war zur Rezidivprophylaxe eine Dosis von 800 mg Cimetidin erforderlich. Diese Dosis unterschied sich nicht wesentlich von der üblichen 1000-mg-Dosis, die bei der unkomplizierten Erstulkuserkrankung zur Anwendung kam. Unter Langzeittherapie wurden verschiedene, insbesondere endokrine Nebenwirkungen beobachtet.

Ranitidinbehandlung

Zwischen Mai 1980 und Dezember 1982 wurden 24 Patienten mit postoperativen Rezidivulzera in einer ersten Kurzzeitstudie, die offen durchgeführt wurde, über 6 Wochen mit Ranitidin, 2mal 150 mg/Tag, behandelt. Nach Abschluß der 6wöchigen Ranitidintherapie wurden die Patienten anschließend in eine zweite Therapiestudie aufgenommen, wobei sie über 1 Jahr entweder Ranitidin, 150 mg pro Nacht, oder Placebo, erhielten. Diese Langzeittherapiestudie wurde kontrolliert und doppelblind durchgeführt. Alle Patienten waren mindestens einmal wegen eines peptischen Ulkus operiert worden, 9 Patienten sogar 2mal und häufiger (Tabelle 1). 5 Patienten waren aufgrund kardiopulmonaler Erkrankungen inoperabel.

Tabelle 1. Operative Eingriffe, die bei 24 Patienten mit postoperativem Rezidivulkus durchgeführt wurden

Operationsverfahren	Anzahl der Patienten
Vagotomien	
Trunkuläre Vagotomie	10
Proximalselektive Vagotomie	6
Gastrektomien	
Billroth-Resektion I	8
Billroth-Resektion II	7
Andere Verfahren	
Resektion nach Roux	4
Gesamt	35[a]

[a] 9 Patienten waren 2mal oder häufiger operiert worden.

Tabelle 2. Endoskopische Ulkuslokalisation bei 24 Patienten mit postoperativem Rezidivulkus

Lokalisation	Anzahl der Patienten	Prozent
Magen	13	54
Pylorus	4	17
Duodenum	7	29
Gesamt	24	100

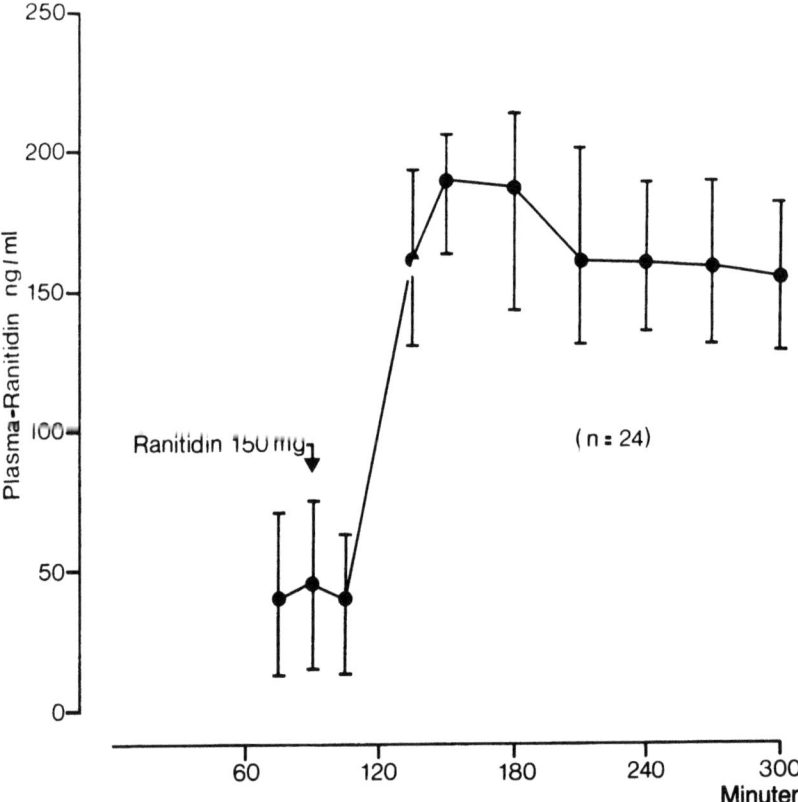

Abb. 2. Plasma-Ranitidinkonzentrationen in ng/ml (Mittelwert ± SEM) nach 150 mg oral bei 24 Patienten mit postoperativem Rezidivulkus

Eine endokrine Erkrankung lag bei keinem der Patienten vor. Wiederholte Messungen des Serumgastrins und Serumkalziums erbrachten Normalwerte. Vor der Behandlung wurde endoskopisch die Lokalisation des Ulkus bestimmt und multiple Biopsien zur histologischen Diagnostik entnommen (Tabelle 2). Während der Untersuchung wurden wiederholt Kontrollendoskopien durchgeführt und hämatologische, metabolische und endokrinologische Laborparameter überprüft.

Klinische Ergebnisse

Während der Studie wurden 10–12 h nach der letzten Ranitidinapplikation wiederholt Bestimmungen der Plasmakonzentrationen nach oraler Einnahme von 150 mg durchgeführt. Nach 60 min wurde ein Peak von 186 ng/ml beobachtet (Abb. 2) Danach fielen die Plasmaspiegel langsam innerhalb von 10–12 h auf 50 ng/ml ab. Zwischen den Ranitidinplasmaspiegeln, den klinischen Symptomen oder der Operationsart bestand keine Korrelation.

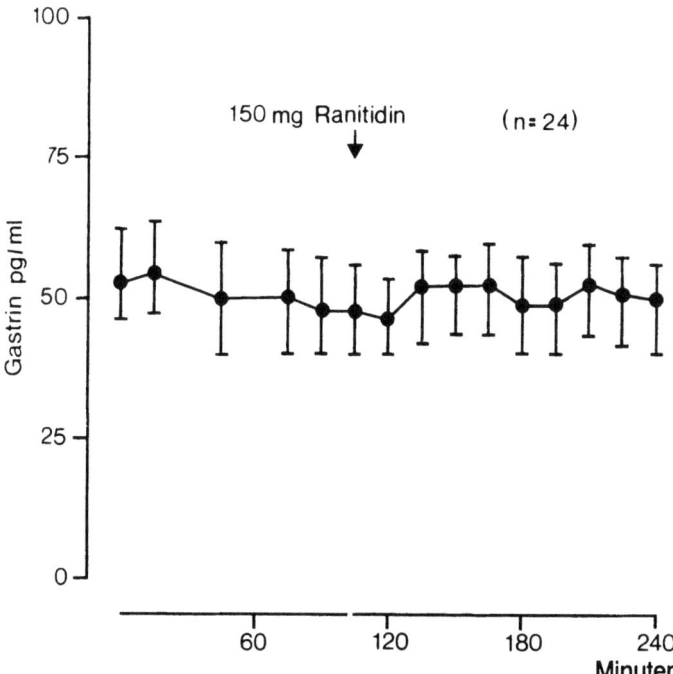

Abb. 3. Serumgastrinspiegel in pg/ml (Mittelwert ± SEM) bei 24 Patienten mit postoperativem Rezidivulkus vor und nach 150 mg Ranitidin p.o.

Ranitidin in einer Dosis von 150 mg oral führte bei allen Patienten zu einer ausgeprägten, langanhaltenden Hemmung der Magensäuresekretion zwischen 85 und 100%. Der Serumgastrinspiegel blieb unverändert, wie wiederholte Messungen zeigten (Abb. 3). Hämatologische, metabolische oder endokrine Nebenwirkungen wurden während der Studie nicht beobachtet. Nach einer 4wöchigen Behandlung mit Ranitidin waren 21 (86%) der Patienten völlig beschwerdefrei und die Ulzera geheilt (Abb. 4). Bei 3 Patienten, deren Ulzera nicht abgeheilt waren, wurde Ranitidin auf 2mal 300 mg/Tag erhöht. Nach weiteren 2 Wochen waren 23 Patienten (91%) symptomfrei und die Ulzera abgeheilt.

Die daran anschließende kontrollierte Langzeit-Doppelblindstudie wurde bei 19 Patienten durchgeführt. 9 Patienten hatten Ranitidin, 150 mg pro Nacht und 10 Patienten Placebo erhalten. Innerhalb von 5 Monaten entwickelten 8 Patienten in der Placebogruppe Ulkusrezidive. Dagegen hatten

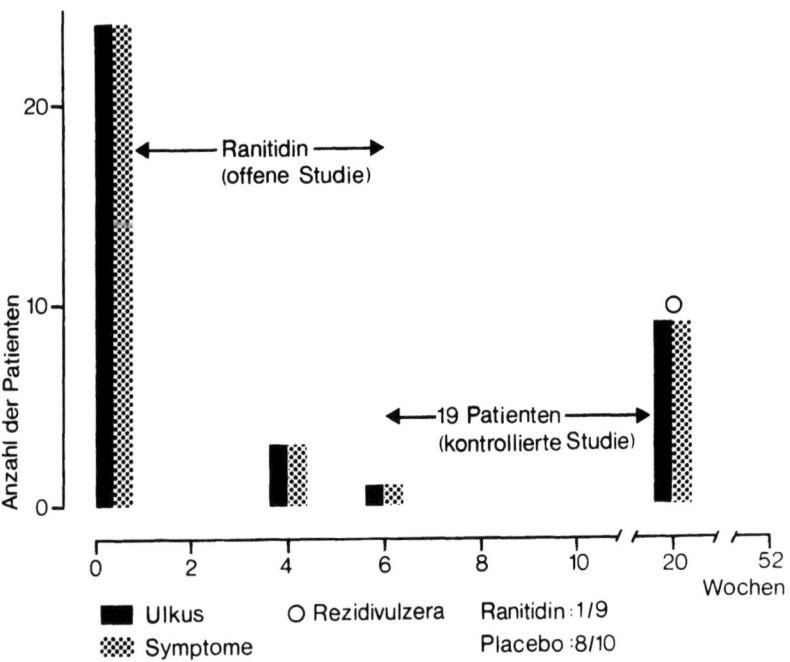

Abb. 4. Wirkung von 2mal 150 mg Ranitidin tgl. auf Ulkussymptome (**gepunktete Säulen**) und Ulkusheilung (**schwarze Säulen**) bei 24 Patienten mit postoperativem Rezidivulkus nach einer 6wöchigen Behandlung (offene Studie). Bei 19 Patienten, die Ranitidin (150 mg pro Nacht) oder Placebo über 1 Jahr erhielten (kontrollierte Doppelblindstudie), ist die Rezidivrate angegeben (Signifikanz $p < 0,01$)

nach 1 Jahr in der Ranitidingruppe nur 2 Patienten ein Ulkusrezidiv. (Abb. 4). Die Anzahl der sich in Remission befindenden Patienten in beiden Gruppen unterschied sich signifikant (p < 0,01).

Schlußfolgerung

Seit Ende der 70er Jahre stehen dem Kliniker H_2-Rezeptorantagonisten zur Verfügung. Sie ermöglichen eine effektive medikamentöse Behandlung postoperativer Rezidivulzera und stellen somit eine Alternative zur Reoperation dar (Abb. 1).

Der neue H_2-Rezeptorantagonist Ranitidin erwies sich in der Kurzzeit- und auch Langzeittherapie postoperativer Rezidivulzera als sehr wirksam. Bei einigen Patienten sollte die übliche Dosierung von 2mal 150 mg/Tag erhöht werden. Die Langzeitbehandlung mit Ranitidin, 150 mg pro Nacht, stellt eine sichere und effektive Rezidivulkusprophylaxe dar. Ranitidin muß heute in der Behandlung postoperativer Rezidivulzera, insbesondere bei Risikopatienten, als Therapeutikum der Wahl angesehen werden.

Literatur

1. Amdrup E, Andersen D, Høstrup H (1978) The Aarhus county vagotomy trial. World J Surg 2:85-90
2. Kronborg O, Madsen O (1975) A controlled randomized trial of highly selective vagotomy versus selective vagotomy and pyloroplasty in the treatment of duodenal ulcer. Gut 16:268-271
3. Goligher JC, Hill LC, Kenny TE, Nutter E (1978) Proximal gastric vagotomy without drainage for duodenal ulcer: Results 5-8 years. Br J Surg 65:145-151
4. Stabile BE, Passaro E Jr (1976) Recurrent peptic ulcer. Gastroenterology 70:124-135
5. Hoare AM, Jones EL, Hawkins CF (1978) Cimetidine in the treatment of recurrent ulcers following gastric surgery, Br Med J I:1325-1326

Langzeitbehandlung der Ulcus Duodeni-Erkrankung

K. G. Wormsley

Ninewells Hospital, Dundee DD 1 9 SY, Schottland

Einleitung

Unsere Kenntnisse über den natürlichen Verlauf der Ulcus duodeni- und Ulcus ventriculi-Erkrankung sind nach wie vor begrenzt. Es wurde u. a. angenommen, daß Ulzera zunächst spontan ausheilen können und danach wieder auftreten. Dieser Wechsel zwischen Spontanheilung und Rezidiv soll sich über die gesamte (unbekannte) Dauer der Ulkuserkrankung wiederholen. Seit neuerem weiß man jedoch, daß nur ca. 25% der akuten Duodenalulzera innerhalb von bis zu 6 Monaten spontan heilen [1], während die Mehrzahl nicht abheilt und sich z. T. erst durch Schmerzen oder Blutung bemerkbar macht. Auch Ulkusrezidive können erst durch diese Komplikationen klinisch manifest werden. Da Komplikationen (Blutung, Perforation) den Patienten vital bedrohen, ist es in jedem Fall erforderlich, ein Ulkus zur Abheilung zu bringen.
Aus unbekannten Gründen ergeben sich jedoch in der Placeboheilungsrate z. T. erhebliche geographische Unterschiede. Im Durchschnitt heilen 30–40% der Ulzera unter Placebobehandlung innerhalb von 4 Wochen ab. Heilungsrate und Heilungsgeschwindigkeit der Ulzera werden durch einige der z. Z. verfügbaren antiulzerösen Medikamente im Vergleich zur Placebobehandlung signifikant erhöht [2].
Ein ähnlicher Heilungsverlauf wurde für die i. allg. größeren Ulcera ventriculi beschrieben. Ihre Spontanheilung verläuft jedoch um Wochen langsamer und unvollständig. Die Heilungsrate wird ebenfalls durch Medikamente erhöht [3].
Die Heilungsraten der Magen- und Duodenalulzera liegen heute unter medikamentöser Therapie bei über 90%. Sie lassen allerdings die Rezidivneigung unbeeinflußt. Rezidive scheinen Jahr für Jahr aufzutreten. Häufigkeit der Rezidive und Gesamtdauer der Rezidivneigung sind nicht vorhersehbar, insbesondere, da ihre Ursachen nicht bekannt sind. Schweregrad des Ulkusrezidivs und Gesamtdauer der Rezidivneigung könnten aber zur Festlegung der Therapie von praktischer Bedeutung sein. Aus 2 Berichten, einer aus einer englischen Allgemeinpraxis [4] und einer aus einem däni-

schen Krankenhaus [5], scheint hervorzugehen, daß die Ulkuserkrankung ausbrennt, d. h. zeitlich begrenzt ist, mit dem Ergebnis einer endgültigen Heilung oder einer langanhaltenden symptomatischen Besserung. Eine umfassende Verlaufsstudie an Patienten mit Magen- oder Duodenalulzera zeigte, daß nahezu alle Ulzera innerhalb eines Jahres wieder auftreten. Eine maximale Rezidivrate nach erstem Ulkusschub wurde innerhalb von 1–5 Jahren beobachtet. 80% der Patienten erlitten Komplikationen oder mußten im Verlauf ihres Lebens operiert werden [6]. Aufgrund dieser Beobachtungen ist es wahrscheinlicher, daß die Ulkuserkrankung bei vielen Patienten während ihres gesamten Lebens persistiert und sich fast immer zu einer schwereren Erkrankung entwickelt.

Natürlicher Verlauf der medikamentös abgeheilten Ulzera

Es ist heute ausreichend belegt, daß die meisten Ulzera, die unter medikamentöser Therapie abheilten, nach Absetzen der Behandlung wieder rezidivieren. Über 80% der Duodenalulzera, die unter Cimetidin abheilten, rezidivieren auch nach wiederholter Heilung [7]. Ähnliche Rezidivraten wurden nach Ranitidin [8], De Nol (Wismutsubcitrat) [9], Sucralfat [10] und Pirenzepin [11] beobachtet. Magengeschwüre zeigen nach vorangegangener Heilung eine ähnliche Tendenz zu Rezidiven [12, 13].
Der natürliche Verlauf medikamentös geheilter Ulzera und Ulkusrezidive scheint identisch zu sein, wie bereits von Krause [6] vor der Ära der modernen antiulzerösen Medikamente beschrieben wurde.

Therapeutische Bedeutung des Ulkusrezidivs

Die Behandlung des Duodenal- und Magenulkusrezidivs wird wesentlich durch das Ausmaß der Gesundheitsbeeinträchtigung und der Einschränkung der normalen Lebensweise des Patienten bestimmt. Etwa 2% der Ulkuspatienten sterben an dieser Krankheit [14]. Zwischen 30 und 40% bluten zu irgendeinem Zeitpunkt ihres Lebens [15]. Mehr als 15% erleiden eine Ulkusperforation [16]. Die wirtschaftlichen Kosten der Ulkuserkrankung sind darüber hinaus hoch [17]. Wir konnten kürzlich zeigen, daß Patienten, deren Ulkus unter einer Akuttherapie mit Cimetidin oder Ranitidin abheilte, bei einem nachfolgend aufgetretenen Rezidiv in 28% der Fälle bluteten [18]. Bei anderen Patienten kam es manchmal innerhalb weniger Tage nach Therapieende zu einer Ulkusperforation. Hieraus wird deutlich, daß Ulkusrezidive nach Absetzen der Akuttherapie (selten) tödlich verlaufen können und aus diesem Grund verhindert werden müssen.

Einfluß einer Akutbehandlung auf die Rezidivneigung

Es wurde behauptet, daß nach einer Therapie mit bestimmten antiulzerösen Medikamenten Rezidive später auftreten oder sogar verhindert werden. Die Rezidivrate der Duodenalulzera nach Proglumid soll sogar nur 25% während des ersten Jahres nach Heilung betragen (im Vergleich zu der üblichen Rezidivrate von 80%) [19]. Dieses Ergebnis wurde bisher nicht bestätigt. Da unter Proglumid nur eine Heilungsrate von 60% beobachtet wurde [20], kann die ungewöhnlich niedrige Rezidivquote möglicherweise auf einen Fehler in der Patientenauswahl zurückgeführt werden.

Eine häufig zitierte Arbeit legt nahe, daß nach De Nol (Wismutsubcitrat) Duodenalulzera weniger häufig rezidivieren als nach Cimetidin [21]. In einer weiteren Studie war die Rezidivrate der Duodenalulzera nach Wismutsubcitrat jedoch genau so hoch wie nach Cimetidin [9]. Kein z.Z. bekanntes antiulzeröses Medikament beeinflußt somit die Rezidivrate.

Möglichkeiten zur Behandlung von Ulkusrezidiven

On Demandtherapie

Bei dieser Behandlungsform behalten die Patienten zu Hause einen Vorrat eines antiulzerösen Medikamentes, z.B. eines H_2-Rezeptorantagonisten, und nehmen nach Bedarf 1-2 Tabletten für 1 oder 2 Tage ein, wann immer Ulkussymptome auftreten. Unser Versuch, eine systematische Studie über diese Therapieform durchzuführen, schlug fehl, da die Versuchspersonen dieses Behandlungsschema nicht akzeptierten. Es besteht bisher keine größere klinische Erfahrung über diese On Demandtherapie.

Intermittierende Behandlung

Von verschiedenen Seiten wird empfohlen, jedes symptomatische Ulkusrezidiv mit wirksamen antiulzerösen Medikamenten zu behandeln [7]. Diese Form der Rezidivtherapie ist nachteilig, da sie bei den Patienten zu wiederholten ulkusbedingten Schmerzepisoden und evtl. auch zu Ulkuskomplikationen führt, abgesehen von den allgemeinen wirtschaftlichen Kosten, die hieraus entstehen [22]. Die Kosten der intermittierenden Behandlung sind jedoch wesentlich geringer als die der kontinuierlichen Langzeit-Therapie, so daß diese Behandlungsform des Ulkusrezidivs z.Z. die gebräuchlichste ist.

Es wurden jedoch bisher keine Kriterien für die Auswahl der Patienten erstellt, für die eine intermittierend durchgeführte Rezidivheilung auf

Dauer geeignet ist. Aufgrund der Komplikationsgefahr bei jedem Rezidiv [18] und der möglichen Entwicklung einer Pylorusstenose (nach wiederholten Rezidiven und Heilungen) und auch aufgrund der letztendlich geringen Akzeptanz durch den Patienten halte ich die intermittierende Rezidivbehandlung für medizinisch nicht vertretbar.

Diese Beurteilung betrifft nur Patienten mit bekannter rezidivierender Ulkuserkrankung. Eine ausschließliche Akuttherapie bei Patienten mit einem Erstulkus ist dagegen gerechtfertigt. Etwa 30% der Ulzera bleiben nach einfacher Übernähung einer Perforation geheilt [23]. Einige akute Ulzera rezidivieren demnach nicht. Auch bleiben 20% der mit modernen Ulkusmedikamenten geheilten Ulzera zumindest für einige Jahre rezidivfrei. Es ist daher sinnvoll, nach einem Erstulkus zunächst den weiteren Verlauf abzuwarten, wobei möglicherweise der Patient charakterisiert werden kann, der nicht mehr durch die Ulkuserkrankung gefährdet ist.

Kriterien zur Beurteilung der Wirksamkeit einer Langzeittherapie

Es gibt 2 Möglichkeiten zur Langzeitbehandlung der Ulkuserkrankung. Verschiedene Magenoperationen führen bei einem Großteil der Patienten zu einer Abheilung des Ulkus und einer Remission über viele Jahre. In letzter Zeit wurden alternativ zur Operation Cimetidin und Ranitidin kontinuierlich über 7 bzw. 3 Jahre in der Rezidivprophylaxe eingesetzt. Wenn beide Möglichkeiten (medikamentös und operativ) in der Ulkustherapie und in der Rezidivprophylaxe effektiv sind, müssen Auswahlkriterien hierfür genau untersucht und definiert werden, um dem Patienten eine optimale Therapie anbieten zu können.

Mortalität

Jede Magenoperation weist Mortalitätsraten über 0% auf, die Mortalität kann sogar in Abhängigkeit von der Art der Operation und des präoperativen Zustandes des Patienten, von dem Auftreten von Komplikationen, von der Geschicklichkeit des Chirurgen und des Anästhesisten usw. wesentlich über 0% liegen. Durch das Auftreten von Komplikationen eines postoperativ auftretenden Ulkusrezidivs wie Blutung oder Perforation und durch die Notwendigkeit einer Reoperation, falls eine anhaltende Remission nicht erzielt wurde, oder aufgrund unerwünschter postoperativer Nebenwirkungen kann die Mortalitätsrate weiterhin ansteigen.

Unter einer kontinuierlichen Langzeitbehandlung mit Cimetidin oder Ranitidin hingegen wird keine Mortalität beobachtet. Das Rezidiv, welches sich unter Langzeittherapie entwickeln kann, nimmt keinen letalen Verlauf.

Todesfälle ereignen sich nur nach Abbruch der Langzeitbehandlung, da nur dann ein Ulkusrezidiv offensichtlich klinisch schwer, d. h. mit Blutung oder Perforation, verläuft.
Wenn man die Mortalität als Auswahlkriterium zwischen den beiden Therapien heranzieht, ist die kontinuierliche medikamentöse Langzeitbehandlung eindeutig der chirurgischen Behandlung vorzuziehen.

Morbidität

Alle Magenoperationen führen bei einer beträchtlichen Anzahl von Patienten zu unerwünschten Nebenwirkungen, die teilweise von der Operationsform abhängig sind. Der Schweregrad dieser Nebenwirkungen schwankt zwischen leichter bis hin zu schwerer Einschränkung der Lebensweise des Patienten. Sie betreffen mindestens 10% der magenoperierten Patienten, da bestenfalls 90% der Patienten postoperativ den Visick-Graden 1 und 2 zugeordnet werden können. Dies entspricht einem klinischen Ergebnis, das von Chirurgen als gut bzw. sehr gut betrachtet wird [24]. Unter Cimetidin- und Ranitidinbehandlung ist der Visick-Grad immer 1, außer bei einer sehr kleinen Anzahl von Patienten, bei denen das Medikament wegen Nebenwirkungen (z. B. Hautausschlag, Diarrhö, Kopfschmerz) abgesetzt werden muß. Nur wenige Patienten entwickeln unter Cimetidin schwerere Nebenwirkungen [25], ihre Häufigkeit ist im Vergleich zu der Anzahl cimetidinbehandelter Patienten gering.
Zur Zeit liegen nur wenige prospektive Studien vor, in denen die chirurgische Therapie mit der Langzeitbehandlung verglichen wird. Nur in einer neueren Studie wird die Wirkung einer Cimetidinerhaltungstherapie über 1 Jahr mit den Ergebnissen nach Reoperation verglichen [26]. 10% der mit Cimetidin behandelten Patienten zeigten ein klinisches Bild, das als Visick-Grad 2 oder schlechter eingestuft wurde (und ausschließlich durch Ulkusrezidive verursacht wurde), während 50% der chirurgisch behandelten Patienten Symptome eines Visick-Grades 2 oder schlechter entwickelten.
Zusammenfassend ergibt sich, daß keines der z. Z. gebräuchlichen antiulzerösen Medikamente die Symptome, die regelmäßig nach Magenoperationen auftreten, verursacht.

Rezidivraten

Nach Antrektomie und Vagotomie treten symptomatische Ulkusrezidive in weniger als 3% der Fälle auf [24], während sie nach selektiver Vagotomie in nahezu 30% der Fälle zu beobachten sind [27]. Es ist jedoch zu vermuten, daß die Rezidivraten sogar noch wesentlich höher liegen, da in keiner der bisher zitierten Verlaufsstudien postoperativ endoskopische Nachuntersuchungen durchgeführt wurden, wie es unter medikamentöser Erhaltungstherapie die Regel ist. In einer Studie konnte gezeigt werden, daß bei postoperativ endoskopisch nachuntersuchten Patienten der größte Teil der endoskopisch entdeckten Ulkusrezidive asymptomatisch war [28].

Magenkarzinom

Ein Magenstumpfkarzinom nach Gastrektomie tritt in 0,5 bis über 20% der Fälle auf, wobei geographische Unterschiede zu beobachten sind [24]. Zur Zeit gibt es nur einen Bericht über die Karzinominzidenz nach Vagotomie. Danach treten Karzinome in ungefähr 2% der vagotomierten Mägen auf [29]. Bei Versuchstieren erhöhen Gastrektomie und Vagotomie das Magenkarzinomrisiko [30, 31].

Verlaufsbeobachtungen bei Patienten, die mit antisekretorischen Substanzen, wie z. B. Cimetidin, behandelt wurden [32], führten zu der Hypothese, daß Magenkarzinome möglicherweise ebenfalls häufiger als erwartet auftreten. So soll die therapeutisch induzierte Hyposekretion eine bakterielle Besiedlung des Magens nach sich ziehen. Die Bakterien reduzieren mit Nahrung zugeführtes Nitrat zu Nitrit. Das Nitrit bildet mit den Aminogruppen der Nahrungsproteine N-Nitrosamine, so daß die Konzentration der N-Nitrosamine im Mageninhalt signifikant ansteigt. Die Nitrosamine sollen dann die Karzinogenese in der Magenmukosa initiieren.

Einige Berichte [33] zeigen in der Tat unter Cimetidinbehandlung einen Anstieg der gastralen Konzentration von Nitriten und der Nitrosaminen und auch eine über Wochen bestehende bakterielle Überbesiedlung des Magens. In anderen Studien hingegen wurden diese Veränderungen unter einer medikamentösen Langzeittherapie nicht beobachtet [34]. Auch steht der Beleg noch aus, daß Nitrosamine tatsächlich Karzinogene der menschlichen Magenmukosa sind. Die Annahme, daß antisekretorische Substanzen die Entwicklung eines Magenkarzinoms induzieren, ist daher bis heute eine unbewiesene Hypothese. Bisher publizierte Beobachtungen über Magenkarzinome bei Patienten, die mit antisekretorischen Medikamenten behandelt wurden, scheinen daher durch eine zufällige Koinzidenz bzw. eine Fehldiagnose erklärbar zu sein [35].

Kosten

Es gibt zahlreiche Vergleiche zwischen den Kosten einer Cimetidinlangzeittherapie und einer operativen Behandlung des Ulcus duodeni. Diese Kostenvergleiche lassen jedoch notgedrungen die Kosten, die mit den postoperativen Komplikationen verbunden sind, außer acht. Darüberhinaus fehlen zu einem schlüssigen Kostenvergleich ausreichende Informationen über die Epidemiologie der Ulkus-Erkrankung, über das Langzeitergebnis der gegenwärtig am häufigsten durchgeführten Operationen (z. B. der proximalen selektiven Vagotomie) und der Langzeittherapie mit H_2-Rezeptorantagonisten. Es ist jedoch wahrscheinlich, daß eine medikamentöse Langzeittherapie billiger ist als eine Operation [36].

Schlußfolgerungen zur Langzeitbehandlung

Die chirurgische Behandlung des Duodenal- oder Magengeschwürs kann zum Exitus des Patienten führen. Postoperative Nebenwirkungen schränken häufig die Lebensaktivität des Patienten ein. Nebenwirkungen sind häufig irreversibel. Magenoperationen prädisponieren zum Magenkarzinom.
Die medikamentöse Langzeittherapie weist im Gegensatz dazu diese unerwünschten Begleiteffekte nicht auf. Für mich ergibt sich hieraus die Schlußfolgerung, daß die operative Behandlung des unkomplizierten Ulkus nicht mehr indiziert und darüber hinaus medizinisch nicht mehr vertretbar ist.

Erhaltungstherapie mit Medikamenten

Bisher wurden nur Cimetidin und Ranitidin ausreichend lange untersucht, so daß ihre Wirksamkeit in der Rezidivprophylaxe des Duodenal- und Magengeschwürs unbestritten ist. Cimetidin wurde in der abendlichen Dosis von 400 und 800 mg angewandt. Die hohe Cimetidindosis führte nicht zu einer Verbesserung der Langzeitresultate [37]. Ranitidin wird in einer Dosis von 150 mg am Abend eingesetzt.

Nachteile der Erhaltungstherapie

Rezidiv unter einer Dauertherapie

Ein Teil der Patienten entwickelt ein Ulkusrezidiv auch unter einer Langzeittherapie. Die weltweit beobachtete durchschnittliche Rezidivrate unter einer Langzeittherapie mit Cimetidin und Ranitidin ist ähnlich hoch. Während des ersten Jahres nach Ulkusabheilung rezidivieren ca. 30% der Duodenalulzera und ca. 20% der Magenulzera [38]. Die Rezidivrate unter Dauertherapie weist jedoch auffällige geographische Unterschiede, sowohl von Land zu Land als auch innerhalb des gleichen Landes, auf. Rezidivraten zwischen 16 und 60% wurden beobachtet [38].
Ulzera, die unter einer Dauertherapie auftreten, können leicht durch Verdopplung der Ranitidindosis auf 2mal 150 mg pro Tag geheilt werden. Es ist

jedoch nicht bekannt, ob die Tendenz, ein Rezidiv unter Dauertherapie zu entwickeln, auf Dauer fortbesteht, bzw., welcher Patient unter Langzeittherapie erneut ein Rezidiv entwickelt.
Die klinischen Charakteristika des Rezidivs unter Dauertherapie wurden in letzter Zeit untersucht [18]. Es scheint, daß Rezidive unter Langzeittherapie einen klinisch blanden Verlauf haben. Im Vergleich zu einer Blutungsinzidenz von ca. 30% bei Patienten mit Rezidivulkus ohne Langzeitbehandlung bluten nur 2% der Rezidive unter Dauertherapie. Weiterhin bleiben unter Dauertherapie bis zu 60% der Rezidive asymptomatisch und werden nur durch die Routineendoskopie entdeckt (während über 90% unbehandelter Patienten Symptome zeigen) [18]. Symptomatische Rezidive unter Langzeittherapie sprechen somit dafür, daß der betroffene Patient die therapeutischen Empfehlungen wahrscheinlich nicht befolgt und die Behandlung abgebrochen hat [39].

Rezidive nach Beendigung der Langzeittherapie

Wie eine Reihe von Berichten zeigt, führt der Abbruch einer 6- oder 12monatigen Langzeittherapie mit Cimetidin oder Ranitidin in 80–90% der Fälle zu Duodenal- und Magenulkusrezidiven [18], d. h. die Rezidivneigung nach einer kurzfristigen Langzeittherapie ändert sich nicht. Dagegen bewirkt ein weiteres Jahr Langzeittherapie eine fortbestehende Remission bei der Mehrzahl (ca. 90%) der Patienten mit Ulcus duodeni-Erkrankung, die auch nach 1 Jahr Dauertherapie rezidivfrei waren. Wenn Ranitidin bereits zu einer einjährigen Remission geführt hat und die Erhaltungstherapie weiter forgesetzt wird, bleibt die Rezidivrate vermutlich unverändert. Dagegen treten Rezidive erneut nach Beendigung der Langzeitbehandlung auf.
Über den klinischen Verlauf von Ulzera, die unter fortdauernder Behandlung mit abendlicher H_2-Rezeptorantagonistengabe über mehr als 2 Jahre in Remission blieben, ist nichts bekannt. Wir wissen noch nicht, ob die Ulkuserkrankung von selbst ausbrennt, wenn eine Remission therapeutisch über einige Jahre aufrecht erhalten wird, oder ob eine lebenslange Behandlung der Ulkuserkrankung erforderlich ist.

Nebenwirkungen einer medikamentösen Langzeittherapie

Es existieren nur wenige Berichte über Cimetidin-Nebenwirkungen [25]. Diese sind offensichtlich nicht H_2-rezeptorspezifisch, da sie unter Ranitidin nicht auftreten. Unerwünschte Nebenwirkungen von Cimetidin sind u. a. die Hemmung der mikrosomalen Enzyme in der Leber, die antiandrogene Aktivität und Verwirrtheitszustände bei älteren Patienten [40]. Da zwischen den gleich wirksamen H_2-Blockern Cimetidin und Ranitidin eine Auswahl getroffen werden muß, erscheint es nur vernünftig, Ranitidin aufgrund der fehlenden Nebenwirkungen in der Langzeitbehandlung der Ulcus duodeni- und der Ulcus ventriculi-Erkrankung den Vorzug zu geben.

Indikation zur chirurgischen Ulkusbehandlung

Wie oben besprochen, ist die chirurgische Therapie in der Behandlung der unkomplizierten Ulkuserkrankung nicht mehr notwendig, da die kontinuierliche Dauertherapie mit antiulzerösen Medikamenten sicherer ist. Die chirurgische Therapie ist bei Patienten mit Duodenalulkus jedoch dann erforderlich, wenn die Patienten allergische Reaktionen auf die Medikamente entwickeln oder die Medikamente nicht mehr einnehmen können oder wollen. Sie ist ferner erforderlich bei den wenigen Patienten, deren Ulkus unter medikamentöser Therapie nicht abheilt oder die weiterhin unter Dauertherapie Rezidive entwickeln.

Eine operative Behandlung ist vermutlich häufiger bei Patienten mit Magenulzera indiziert, da die Möglichkeit eines zugrunde liegenden Magenkarzinoms oder -lymphoms immer besteht [41, 42]. Wenn ein Magenulkus nicht innerhalb von 2–3 Monaten nach Beginn einer medikamentösen Therapie abheilt, erscheint eine Operation notwendig. Während die endoskopische Nachuntersuchung bei Patienten, die wegen eines Duodenalulkus unter Langzeittherapie mit Ranitidin stehen, nicht nötig ist, ist eine regelmäßige Endoskopie bei Patienten mit Magenulkus alle 6 Monate über 2 Jahre erforderlich, um die Patienten zu erfassen, deren Ulkuskarzinom nur vorübergehend unter der Therapie abgeheilt war.

Zusammenfassung

80% oder mehr der Duodenal- und Magenulzera, die nach einer Akutbehandlung mit antiulzerösen Medikamenten abheilen, rezidivieren nach Absetzen der Therapie. Nur Magenoperationen oder eine kontinuierliche Langzeittherapie mit H_2-Rezeptorantagonisten bewirken bei dem größten Teil der Patienten eine Remission der Ulkuserkrankung. Eine medikamentöse Dauertherapie ist sicherer als eine Magenoperation, da Nebenwirkungen der medikamentösen Therapie selten, immer leicht und reversibel sind, während Nebenwirkungen der Magenoperation häufig schwer und irreversibel verlaufen. Ranitidin ist dem Cimetidin in der Langzeittherapie vorzuziehen, da Ranitidin keine unerwünschten Nebenwirkungen aufweist. Die Erhaltungstherapie von Ulkuspatienten mit Ranitidin muß über viele Jahre, möglicherweise lebenslang, durchgeführt werden.

Literatur

1. Boyd EJS, Wilson JA, Wormsley KG (1983) Natural history of asymptomatic duodenal ulcers. Gut 24:A470
2. Wormsley KG (1981) Short-term treatment of duodenal ulceration. In: Baron JH (Hrsg.) Cimetidine in the 80s. Churchill Livingstone, Edinburgh, 3-8
3. Colin-Jones DG (1981) Gastric ulcer – short-term healing with cimetidine and other drugs. In: Baron JH (Hrsg.) Cimetidine in the 80s. Churchill Livingstone, Edinburgh, 127-134
4. Fry J (1964) Peptic ulcer: a profile. Br Med J 2:809-812
5. Greibe J, Bugge P, Gjørup T, Lauritzen T, Bonnevie O, Wulff HR (1977) Long-term prognosis of duodenal ulcer: Follow-up study and survey of doctors' estimates. Br Med J 2:1572-1574
6. Krause U (1963) Long-term results of medical and surgical treatment of peptic ulcer. Acta Chir Scand 125:310
7. Bardhan KD (1980) Intermittent treatment of duodenal ulcer with cimetidine. Br Med J 2:20-22
8. Dawson J, Richards DA, Stables R, Dixon GT, Cockel R (1983) Ranitidine – Pharmacology and clinical use. J Clin Hosp Pharmacy 8:1-13
9. Kang JY, Piper DW (1982) Cimetidine and colloidal bismuth in treatment of chronic duodenal ulcer. Digestion 23:73-79
10. Marks IN, Wright JP, Lucke W, Girdwood AH (1983) Relapse rates following initial ulcer healing with sucralfate and cimetidine. Scand J Gastroent [Suppl 83] 18:53-56
11. Cheli R, Giacosa A, Molinari F (1982) Long-term treatment of duodenal ulcer with pirenzepine. Scand J Gastroent [Suppl 72] 17:221-224
12. Machell RJ (1981) Gastric ulcer – long-term treatment with cimetidine. In Baron JH (Hrsg.) Cimetidine in the 80s. Churchill Livingstone, Edinburgh, 135-138
13. Hanscom DH, Buchman E (1971) The Veterans Administration Cooperative study on gastric ulcer: The follow-up period. Gastroenterology 61:585-591
14. Bonnevie O. (1978) Survival in peptic ulcer. Gastroenterology 75:1055-1060
15. Mignon M, Berrezag R (1981) Le traitement d'entretien de la maladie ulcéreuse duodenale par référence à l'histoire naturelle de la maladie. Chirurgie 107:527-532
16. Kay PH, Moore KTH, Clark RG (1978) The treatment of perforated duodenal ulcer. Br J Surg 65: 801-803
17. Muttarini L (1980) A functional view of cost/benefit analysis in peptic ulcer disease. In Torsoli A et al (Hrsg.) Further experience with H_2-receptor antagonists in peptic ulcer disease and progress in histamine research Excerpta Medica, Amsterdam, 70-82
18. Boyd EJS, Wilson JA, Wormsley KG (1983) Safety of ranitidine maintenance treatment of duodenal ulcer. Scand J Gastroent 18
19. Galeone M, Moise G, Casula PL, Bignamini AA (1981) Eine zweijährige Studie zum Auftreten von Ulkusrezidiven nach Proglumid-Therapie. Med Welt 32:173-175
20. Miederer SE, Lindstaedt H, Kutz K, Wuttke H (1979) Wirksame ambulante Therapie des Ulcus ventriculi mit Proglumid. Dtsch Med Wochenschr 104:313-315
21. Martin DF, Hollanders D, May SJ, Ravenscroft MM, Tweedle DEF, Miller JP (1981) Difference in relapse rates of duodenal ulcer after healing with cimetidine or tripotassium dicitrato bismuthate. Lancet I:7-10
22. Pounder RE (1981) Model of medical treatment for duodenal ulcer. Lancet I:29-30
23. Robbs JV, Baker LW (1977) Duodenal perforation – a prospective analysis. S Afr J Surg 15:39-44
24. Wormsley KG (1979) Duodenal ulcer, vol 2. Eden Press, Montreal and Churchill Livingstone, Edinburgh

25. Sawyer D, Conner CS, Scalley R (1981) Cimetidine: Adverse reactions and acute toxicity. Am J Hosp Pharm 38:188-197
26. Koo J, Lam SK (1982) Cimetidine versus surgery for recurrent ulcer after gastric surgery. Ann Surg 195:406-412
27. Madsen P, Kronborg O (1980) Recurrent ulcer $5^{1}/_{2}$-8 years after highly selective vagotomy without drainage and selective vagotomy with pyloroplasty. Scand J Gastroent 15:193-199
28. Rösch W (1977) Moderne Ulkuschirurgie aus der Sicht des Internisten. Fortschr Med 95:1851-1854
29. Ellis DJ, Kingston RD, Brookes VS, Waterhouse JAH (1979) Gastric carcinoma and previous peptic ulceration. Br J Surg 66:117-119
30. Dahm K, Werner B (1976) Susceptibility of the resected stomach to experimental carcinogenesis. Z Krebsforsch 85:219-229
31. Fujita M, Takami M, Usugane M, Nampei S, Taguchi T (1979) Enhancement of gastric carcinogenesis in dogs given N-methyl-N'-nitro-N-nitroso-guanidine following vagotomy. Cancer Res 39:811-816
32. Elder JB, Ganguli PC, Gillespie IE (1979) Cimetidine and gastric cancer. Lancet I:1005-1006
33. Stockbrugger RW, Cotton PB, Eugenides N, Bartholemew BA, Hill MJ, Walters GL (1982) Intragastric nitrites, nitrosamines and bacterial overgrowth during cimetidine treatment. Gut 23:1048-1054
34. Musgrove TJ, Youngs DJ, Burdon DW, Keighley MRB (1981) Cimetidine is unlikely to increase formation of intragastric N-nitroso-compounds in patients taking a normal diet. Lancet I:408-409
35. Editorial (1981) Does cimetidine cause gastric cancer? Br Med J 282:1178-1179
36. Small WP (1980) The results of surgery for duodenal ulcer. Scot Med J 25:281-286
37. Sonnenberg A, Hefti ML (1979) The cost of postsurgical syndromes (based on the example of duodenal ulcer treatment). Clin Gastroent 8:235-248
38. Culyer AJ, Maynard AK (1981) Cost-effectiveness of duodenal ulcer treatment. Soc Sci Med 150:3-11
39. Cargill JM, Peden NR, Saunders JHB, Wormsley KG (1978) Very long-term treatment of peptic ulcer with cimetidine. Lancet II:1113-1115
40. Boyd EJS, Wilson JA, Wormsley KG (1983) Review of ulcer treatment: Role of ranitidine. Zur Publikation eingereicht
41. Boyd EJS, Wilson JA, Wormsley KG (1983) Effects of treatment compliance and overnight gastric secretion on outcome of maintenance therapy of duodenal ulcer with ranitidine. Scand J Gastroent 18:193-200
42. Henry DA, Langman MJS (1981) Adverse effects of anti-ulcer drugs. Drugs 21:444-459
43. Taylor RH, Menzies-Gow N, Lovell D, La Brooy SJ, Misiewicz JJ (1978) Misleading response of malignant gastric ulcers to cimetidine. Lancet I:686-688
44. Editorial (1981) Gastric ulcer: Benign or malign? Br Med J 282:843

H_2-Blocker bei Erkrankungen mit pathologisch gesteigerter Säuresekretion

M. J. Collen, J. D. Gardner, R. T. Jensen

National Institutes of Health, Bethesda, MD 20205, Building 10, Room 9C-103, USA

Einleitung

Seit Einführung von H_2-Rezeptorantagonisten ist es möglich, Patienten mit pathologisch gesteigerter Säuresekretion (überwiegend mit Zollinger-Ellison-Syndrom, ZES) über kurze Zeit medikamentös wirkungsvoll zu behandeln [1-3]. Die früher notfallmäßig durchgeführte totale Gastrektomie wurde somit weitgehend überflüssig. Folgestudien zeigten, daß dieses Krankheitsbild auch über einen längeren Zeitraum mit H_2-Blockern beherrscht werden kann [4-9]. Allerdings ist eine Langzeittherapie mit Cimetidin nicht unproblematisch [10-14]. Während in einigen Studien mehr als 90% der Patienten mit ZES über einen Zeitraum bis zu 7 Jahren erfolgreich behandelt werden konnten, berichteten andere Autoren über eine relativ hohe Rate sog. Cimetidinversager [4, 7, 10-12, 14]. Eine Langzeittherapie wird auch dadurch kompliziert, daß bei ca. 60% der Patienten die Cimetidindosis gesteigert werden muß [4, 14]. Auch muß Cimetidin in relativ kurzfristigen Zeitabständen tagsüber und in der Nacht verabreicht werden [4, 14]. 8-50% aller männlichen Patienten mit pathologisch gesteigerter Säuresekretion entwickeln unter einer hochdosierten Cimetidintherapie Impotenz, Gynäkomastie und Brustspannung [12, 14, 16].

Der neue H_2-Rezeptorantagonist Ranitidin könnte eine medikamentöse Bereicherung bei diesen Krankheitsbildern darstellen. Ranitidin ist ca. 4- bis 12fach stärker antisekretorisch wirksam als Cimetidin [17, 18] und zeigt im Gegensatz zu Cimetidin keine Affinität für Androgenrezeptoren [19, 20]. Ranitidin wird zur Behandlung der Ulcus duodeni-Erkrankung 2mal täglich eingenommen [17, 18, 21].

In der vorliegenden Studie wurde die Wirksamkeit von Ranitidin und Cimetidin bei Patienten mit gesteigerter Säuresekretion miteinander verglichen.

Methoden und Patienten

Die Untersuchungen wurden an 15 Patienten mit gesteigerter Säuresekretion (ZES, n = 14; idiopathische gastrale Hypersekretion, n = 1) vorgenommen. Klinische und diagnostische Charakteristika dieser Patienten sind in Tabelle 1 zusammengestellt. 3 Patienten benötigten eine niedrige (1,2–2,4 g), 7 Patienten eine mittlere (3,6–6,0 g) und 5 Patienten eine hohe (7,2–12,6 g) tägliche Cimetidindosis. Bei 47% der Patienten wurde zusätzlich ein Anticholinergikum verabreicht.

Kriterium einer gastralen Hypersekretion war eine Basalsekretion von > 15 mmol/h bei Patienten ohne vorausgegangenen operativen Eingriff am Magen bzw. > 5 mmol/h bei operierten Patienten. Die Diagnose eines ZES wurde durch die gastrale Hypersekretion, wie oben definiert, sowie durch erhöhte Nüchternserumgastrinspiegel (Normwerte < 100 pg/ml) gestellt.

Tabelle 1. Klinische und laborchemische Daten Ranitidin-behandelter Patienten mit pathologisch gesteigerter Säuresekretion. MEN-1 multiple endokrine Neoplasie Typ 1, BAO Basalsekretion, MAO Maximalsekretion, BAO/MAO Verhältnis Basalsekretion/Maximalsekretion

Pat. (Nr.)	Alter (Jahre)	MEN-1	Zollinger-Ellison-Syndrom	BAO [mmol/h]	MAO [mmol/h]	BAO/MAO	Nüchterngastrinwerte [pg/ml]	Tumor[a]	Metastasen[b]
1	36	nein	ja	67	77	0,87	524	+	−
2	50	ja	ja	60	62	0,77	1360	+	−
3	56	nein	ja	55	76	0,72	126	−	−
4	50	ja	ja	23	29	0,79	4800	+	−
5	56	nein	nein	26	42	0,61	67	−	−
6	54	ja	ja	55	73	0,75	17000	+	−
7	54	ja	ja	73	134	0,54	4850	+	−
8	62	nein	ja	56	58	0,96	670	+	−
9	51	nein	ja	103	103	1,00	2720	+	+
10	47	nein	ja	56	87	0,76	182	−	−
11	43	nein	ja	150	150	1,00	820	+	+
12	65	nein	ja	13	19	0,68	4820	+	−
13	65	nein	ja	38	38	1,00	1680	−	−
14	22	ja	ja	44	76	0,58	590	+	−
15	50	nein	ja	37	49	0,76	3000	+	+

[a] + Bioptisch nachgewiesenes Gastrinom bzw. sonographischer, angiographischer oder computertomographischer Verdacht auf Vorliegen eines Gastrinoms; − kein Hinweis für einen Tumor bei chirurgischer Exploration bzw. sonographischer und röntgenologischer Untersuchung.

[b] + Bioptisch nachgewiesene Metastasen eines Gastrinoms; − kein Nachweis von Metastasen bei chirurgischer Exploration bzw. sonographischer, angiographischer oder computertomographischer Untersuchung.

Bei allen Patienten mit ZES waren zusätzlich Sekretinprovokationstests (2 U/kg GIH-Sekretin, Kabi Group, Greenwich) oder Kalziuminfusionstests (54 mg/kg KG/h Kalziumglukonat über 3 h) durchgeführt worden. Ein Patient (Patient Nr. 9, Tabelle 1) wurde wegen eines metastasierenden Gastrinoms zusätzlich mit Streptozotocin, Adriamycin und 5-Fluoruracil behandelt.

15 Patienten wurden zwischen April 1981 und Oktober 1983 in diese Studie, die am NIH durchgeführt wurde, aufgenommen. Während der Kontrolluntersuchungen wurden wiederholt Säuresekretionsmessungen durchgeführt. Dabei wurde die Säuresekretionsrate medikamentös so eingestellt, daß ein Säureoutput < 10 mmol/h resultierte. Aus früheren Studien geht hervor, daß bei einer derartigen Säurehemmung Ulzera abheilen und säurebedingte Komplikationen nicht auftreten [1, 23].

Bei allen Patienten wurden folgende Säuresekretionsanalysen durchgeführt:
1. Einfluß einer akuten Ranitidingabe auf die Nüchternsekretion.
   Zusätzlich wurden bei 11 Patienten identische Messungen mit Cimetidin vorgenommen.
2. Bestimmung der adäquaten Ranitidinerhaltungsdosis.
3. Säuremessungen zur Effektivität einer Ranitidinlangzeitgabe.

Bei Eintritt in die Studie erhielt jeder Patient zunächst Cimetidin mit oder ohne Anticholinergikum (Isopropamid oder Propanthelin, Tabelle 2) in einer Dosierung, die die Säuresekretion eine Stunde vor Einnahme der nächsten Dosis auf < 10 mmol/h senkte. Nach Absetzen der Medikamente (im Falle der Anticholinergika nach 72 h) und nach einer nächtlichen Fastenperiode wurde der Einfluß einer Einzeldosis von Cimetidin bzw. Ranitidin auf die Nüchternsekretion untersucht [1]. Um die adäquate Erhaltungsdosis zu ermitteln und Vergleichswerte mit vorher durchgeführten Cimetidindaten zu erhalten, wurden die Patienten mit Ranitidin allein (in 4-, 6- oder 8stündigen Zeitintervallen) bzw. in Kombination mit dem bisher eingesetzten Anticholinergikum behandelt. Die Säuresekretionsmessungen wurden 1 h vor Einnahme der nächsten Medikamentendosis durchgeführt. Die ersten 13 Patienten (Patient Nr. 1–13, Tabelle 1) wurden auf eine Ranitidinerhaltungsdosis mit oder ohne Anticholinergikum gesetzt und nach 2, 5, 8 und 12 Monaten, später in einjährigen Abständen, kontrolliert. Bei jeder Kontrolluntersuchung wurde eine vollständige Anamnese erhoben sowie Serumgastrin-, Serumkreatinin-, Serumtransaminasenwerte und Blutbild bestimmt und außerdem eine Säuresekretionsanalyse, wie oben angegeben, durchgeführt. Bei den beiden letzten Patienten (Patient Nr. 14 und 15, Tabelle 1) wurden die Untersuchungen in 6monatigen Intervallen vorgenommen. Betrug die Säuresekretionsrate in der letzten Stunde vor

Tabelle 2. Säurehemmende Medikation und Behandlungsdauer bei 15 Patienten mit pathologisch gesteigerter Säuresekretion

Patient (Nr.)	Cimetidintherapie				Ranitidintherapie			
	Behandlungsdauer (Mon.)	Cimetidin (g/Tag)	Isopropamid [mg/Tag]	Propanthelin [mg/Tag]	Behandlungsdauer (Mon.)	Ranitidin [g/Tag]	Isopropamid [mg/Tag]	Propanthelin [mg/Tag]
1	19	7,2	20	–	16	3,6	20	–
2	11	2,4	–	–	23	0,9	–	–
3	11	3,6	–	–	20	1,8	–	–
4	58	2,4	20	–	21	0,9	20	–
5	28	1,2	–	–	30	0,45	–	–
6	59	3,6	–	–	17	0,9	–	–
7	56	3,6	20	–	19	1,2	20	–
8	7	10,8	–	–	13	3,6	–	–
9	8	5,4	–	–	14	2,7	–	–
10	21	12,6	30	–	17	6,3	30	–
11	2	10,8	–	135	7	3,6	–	135
12	12	3,6	–	–	11	0,9	–	–
13	60	3,6	–	–	6	1,2	–	–
14	1	7,2	20	–	6	3,0	20	–
15	15	6,0	–	30	6	3,6	–	30

Einnahme der nächsten Ranitidintablette > 10 mmol/h, wurde die Dosis gesteigert. Eine körperliche und endoskopische Untersuchung wurde bei Eintritt in die Studie, nach 5 und nach 12 Monaten durchgeführt. Traten epigastrische Beschwerden, Sodbrennen bzw. Durchfall auf, die länger als eine Woche anhielten, wurde der Patient erneut untersucht. Alle Patienten wurden eingehend auf antiandrogene Nebenwirkungen (Brustspannung, Gynäkomastie, Impotenz) untersucht [16].
Die statistische Auswertung erfolgte mit dem Student-t-Test.

Ergebnisse

In Tabelle 1 und 2 sind die klinischen, laborchemischen und Säuresekretionsdaten der 15 Patienten zusammengefaßt. Bei 33% der Patienten mit ZES lag eine multiple endokrine Neoplasie vom Typ 1 vor.
Oral verabreichtes Ranitidin unterdrückte bei allen Patienten die Säuresekretion wirksam. Bei 7 Patienten mit einer mittleren Basalsekretion von 59 ± 11 mmol/h (Patient Nr. 3, 6, 7, 9, 10, 13, 15; Tabelle 1) hemmten 300 mg Ranitidin die Säuresekretion innerhalb von 2 h um 44% und innerhalb von 6 h um mehr als 75% (Abb. 1).

Bei 10 Patienten wurde die Wirkung einer Einzelgabe von Cimetidin und Ranitidin direkt miteinander verglichen (Patient Nr. 1, 2, 4, 5, 6, 7, 9, 10, 13, 14; Tabelle 1). Diese Untersuchungen zeigten, daß unter äquipotenten Dosen von Cimetidin und Ranitidin die Säurehemmung gleich rasch einsetzte, Cimetidin jedoch in einer 3fach höheren Dosierung gegeben werden mußte.

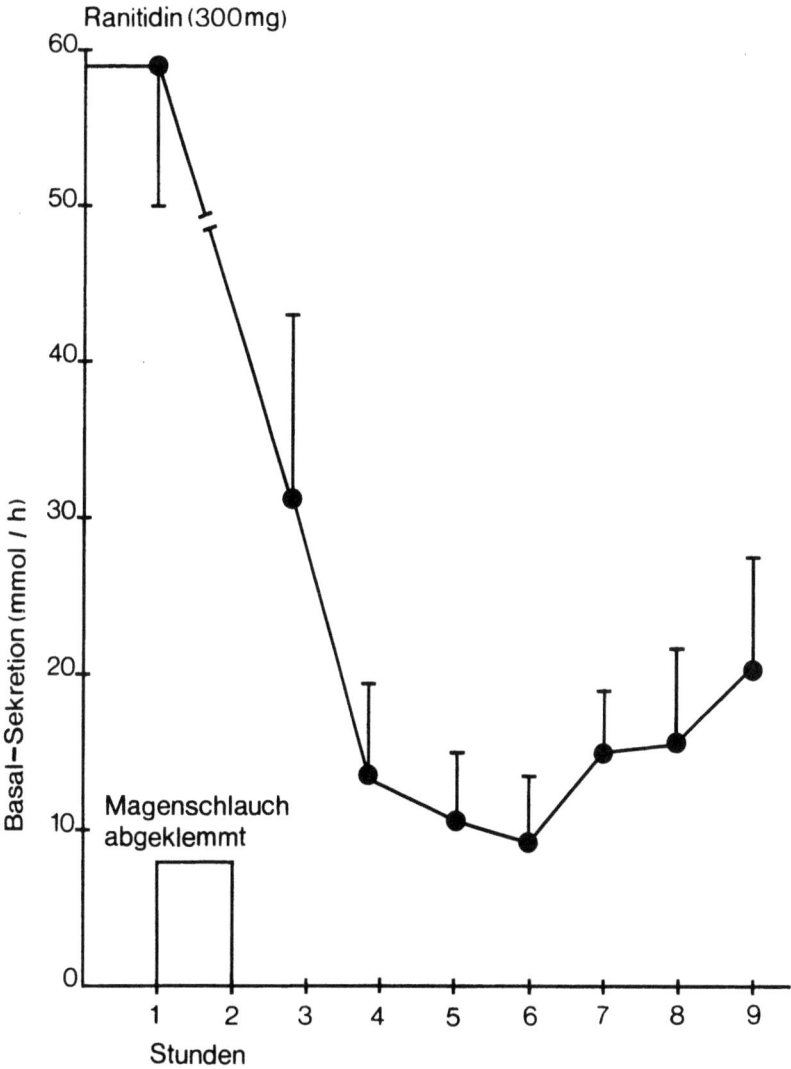

Abb. 1. Einfluß von 300 mg Ranitidin peroral auf die Nüchternsekretion bei 7 Patienten (Patient Nr. 3, 6, 7, 9, 10, 13, 15 in Tabelle 1) (Mittelwert ± SEM)

Um die Erhaltungsdosis von Ranitidin zu bestimmen, wurde den 15 Patienten Ranitidin mit oder ohne Anticholinergikum in 4-, 6- oder 8stündigen Zeitintervallen verabreicht. Die Ranitidindosis wurde so lange gesteigert, bis die Säuresekretion während der letzten Stunde vor erneuter Medikamentengabe unter 10 mmol/h lag. In Tabelle 2 sind die Ranitidinerhaltungsdosen aller Patienten sowie die Cimetidindosen, mit denen die Patienten zuvor eingestellt waren, angegeben. Die mittlere initiale Erhaltungsdosis von Ranitidin betrug 2,3 ± 1,6 g täglich (mit bzw. ohne Anticholinergikum) verglichen mit einer mittleren Cimetidinerhaltungsdosis von 5,6 ± 3,4 g täglich (mit oder ohne Anticholinergikum) (Tabelle 2).

Wie schon früher beschrieben [15], bestand eine Korrelation zwischen den täglichen Erhaltungsdosen beider H_2-Blocker in der Langzeitbehandlung von Krankheitsbildern mit gesteigerter Säuresekretion (r = 0,92, p < 0,0001; Abb. 2).

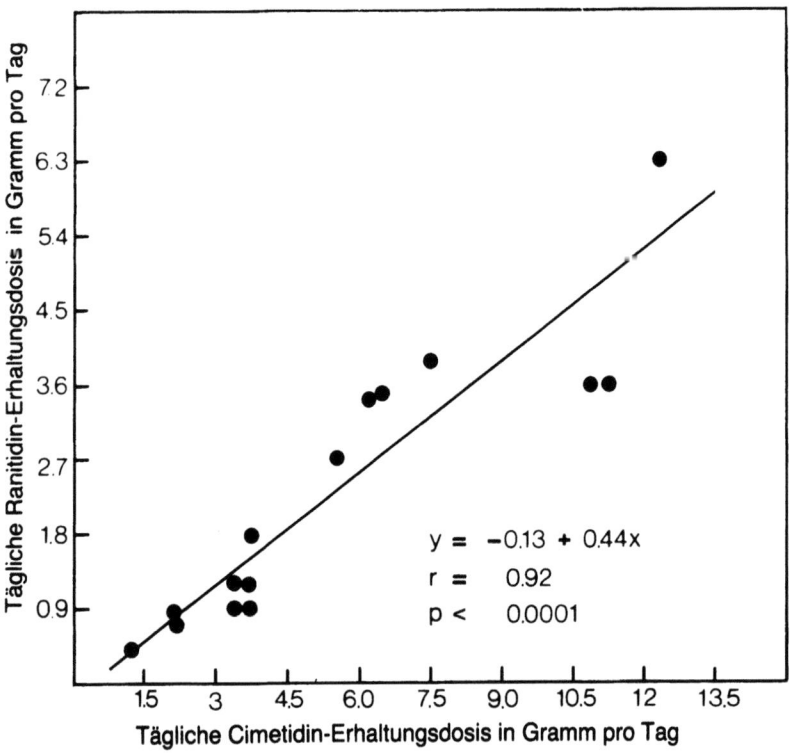

Abb. 2. Vergleich der täglichen Erhaltungsdosen von Ranitidin und Cimetidin bei 15 Patienten mit pathologisch gesteigerter Säuresekretion. Die Einzeldosen wurden Tabelle 2 entnommen.

11 der 15 männlichen Patienten klagten über Impotenz, Brustspannungen Gynäkomastie bzw. eine Kombination dieser Symptome unter Cimetidintherapie (mit oder ohne Anticholinergika). Bei allen 11 Patienten verschwanden diese antiandrogenen Nebenwirkungen, wenn von Cimetidin auf Ranitidin umgesetzt wurde. Keiner der 15 Patienten unter Ranitidintherapie entwickelte derartige Nebenwirkungen. Bei keinem Patienten traten unter Ranitidintherapie Ulcera duodeni bzw. Refluxösophagitiden auf. Auch gab kein Patient Visusprobleme, gesteigerte Speichelsekretion, abdominale Krämpfe, Flush bzw. Verwirrtheitszustände, Kopfschmerzen oder Schwindel an. Der Einfluß von Ranitidin auf den Serumgastrinspiegel und auf die laborchemischen Schlüsselparameter der Leber- und Knochenmarkfunktion ist bei den ersten 13 Patienten im Detail untersucht worden. Während einer 1- bis 3monatigen bzw. 4- bis 6monatigen Behandlung stiegen die Serumgastrinkonzentrationen mit Ausnahme von Patient Nr. 9 nicht weiter an. Bei diesem Patienten fielen die Serumgastrinwerte unter einer gleichzeitig durchgeführten Chemotherapie ab, was als ein Ansprechen des metastasierenden Gastrinoms auf diese Maßnahmen gewertet wurde. Bei allen 13 Patienten blieben die Plasmaspiegel von SGOT und SGPT unbeeinflußt. Die Serumkreatininkonzentrationen blieben bei allen Patienten unter Ranitidin im Normbereich mit Ausnahme von Patient Nr. 9, der zwischenzeitlich mit Streptozotocin, einer nephrotoxischen Substanz, behandelt worden war. Mit Ausnahme von Patient Nr. 9 lagen die Serumkreatininspiegel unter Cimetidin höher als unter Ranitidin ($1{,}32 \pm 0{,}15$ vs. $1{,}16 \pm 0{,}21$ mg/ml, $p < 0{,}02$, Student-t-Test). Ranitidin hatte keinen Einfluß auf die Knochenmarkfunktion.

Diskussion

Diese Untersuchungen zeigen, daß Ranitidin in folgenden Punkten dem Cimetidin vergleichbar ist:
1. Bei beiden Medikamenten setzt die säurehemmende Wirkung prompt ein, wenn äquipotente Hemmdosen verabreicht werden.
2. Beide H_2-Blocker können die gesteigerte Säuresekretion wirkungsvoll kontrollieren, wenn sie hochdosiert eingesetzt werden.
3. Bei beiden Medikamenten bestand eine enge Korrelation zwischen den benötigten Cimetidin- bzw. Ranitidindosen. So mußten Patienten mit hohen Cimetidindosen auch hohe Ranitidindosen einnehmen.
4. Dosisanpassungen waren bei beiden Medikamenten durchschnittlich einmal pro Jahr notwendig. Dies weist darauf hin, daß eine rasche Adaptation an beide Medikamente nicht vorkommt und somit beide H_2-Blocker auch bei Langzeitgabe wirksam bleiben.

In Übereinstimmung mit anderen Studien zeigen unsere Ergebnisse, daß Ranitidin stärker wirksam ist als Cimetidin [12, 15, 22, 24]. Dabei ergab sich in den Akutversuchen eine 3fach und in den Langzeituntersuchungen eine 2,5fach höhere Wirkungsstärke. Die Serumkreatininspiegel lagen unter Ranitidin niedriger als unter Cimetidin.

Ein Hauptunterschied beider Substanzen besteht darin, daß Cimetidin in hoher Dosierung antiandrogene Eigenschaften besitzt, was sich in Brustspannung, Gynäkomastie und Impotenz äußert. So wurden in früheren Studien über cimetidininduzierte Brustveränderungen bzw. Impotenz bei 8–50% aller männlichen Patienten berichtet [12, 16]. Unter Ranitidin traten derartige Veränderungen nicht auf.

Unsere Ergebnisse zeigen, daß alle Patienten sowohl mit Cimetidin als auch mit Ranitidin mit oder ohne Anticholinergikum wirkungsvoll behandelt werden können und daß bei Patienten, die eine hohe Cimetidindosis benötigten, auch eine hohe Ranitidindosis erforderlich war. Da beide Medikamente in der Behandlung des ZES gleich wirksam sind, sind andere Faktoren, wie z. B. Kosten, Toxizität, Nebenwirkungsprofil und Dosierungsintervalle, für die Medikamentenwahl ausschlaggebend. Die täglichen Behandlungskosten sind etwa gleich hoch. Was die Toxizität anbelangt, so scheinen beide Substanzen auch bei hoher Dosierung relativ sicher zu sein. Es wurde sowohl bei Cimetidin- als auch bei Ranitidinbehandlung vereinzelt über Hepatitiden berichtet [25–27], doch scheint diese Nebenwirkung nicht dosisabhängig zu sein. In dieser Studie konnte kein Hinweis für eine Hepatotoxizität beider H_2-Blocker beobachtet werden. Außerdem wurde über erhöhte Serumkreatininspiegel unter Cimetidin berichtet [28]. Auch in unserer Studie wurden unter Cimetidin, nicht aber unter Ranitidin, erhöhte Kreatininwerte beobachtet. Dieser Kreatininanstieg bewegte sich allerdings noch im Normbereich und war klinisch bedeutungslos. Bei Männern traten unter Ranitidin keine antiandrogenen Nebenwirkungen auf, während mehr als die Hälfte der Patienten unter hohen Cimetidindosen derartige Symptome entwickelte. Ranitidin hat theoretische Vorteile bei Patienten mit eingeschränkter Leber- bzw. Nierenfunktion, bei denen Cimetidin gehäuft zentralnervöse Nebenwirkungen verursacht [29]. Bei einigen dieser Patienten bildeten sich diese ZNS-Symptome zurück, wenn Cimetidin durch Ranitidin ersetzt wurde [31]. Auch beeinflußt Ranitidin im Gegensatz zu Cimetidin nicht das mischfunktionelle Oxygenasesystem der Leber, das Medikamente, wie z. B. Theophyllin, Warfarin etc., abbaut [30]. Keiner unserer Patienten war in diese Kategorie einzuordnen, doch scheinen diese Unterschiede bei breitem Einsatz beider H_2-Blocker wesentlich zu sein. Ranitidin soll in seltenen Fällen Kopfschmerzen, Müdigkeit, Schwindel, Verstopfung, Übelkeit und Hautausschlag verursachen [21, 31, 32]. Auch liegen Einzelbeobachtungen über Bradykardien [32, 33], akute Glaukomanfälle [34] und cholinerge Nebenwirkungen vor [35]. In der vorliegenden Untersuchung wurden derartige Effekte nicht beobachtet, obwohl Ranitidin in einer Dosierung verwendet wurde, die ca. 20mal über der üblichen lag. Zusammenfassend läßt sich sagen: Ranitidin unterdrückt bei ZES-Patienten sowohl bei Kurz- als auch bei Langzeitanwendung die Säuresekretion wirkungsvoll. Cimetidin und Ranitidin sind in hoher Dosierung gleich sicher. Antiandrogene Nebenwirkungen treten jedoch bei ca. 50% der Patienten bei Cimetidin-, nicht jedoch bei Ranitidinbehandlung auf. Ranitidin ist ca. 3fach stärker säurehemmend wirksam. Patienten, die hohe Cimetidindosen zur Kontrolle der Säuresekretion benötigen, müssen in der Regel auch höhere Ranitidindosen einnehmen. Die Untersuchungen weisen darauf hin, daß Ranitidin Mittel der Wahl bei ZES-Patienten ist. Da immer mehr derartige Patienten über einen längeren Zeitraum medikamentös behandelt werden müssen und da in der Regel eine Dosisanpassung erforderlich ist, sollten noch stärker wirksame Pharmaka zur Behandlung dieses Krankheitsbildes entwickelt werden.

Literatur

1. McCarthy DM, Olinger EJ, May RJ, Long BW, Gardner JD (1977) H_2-histamine receptor blocking agents in the Zollinger-Ellison syndrome. Ann Intern Med 87: 668-674
2. Richardson CT, Walsh JH (1976) The value of a histamine H_2-receptor antagonist in the management of patients with the Zollinger-Ellison syndrome. N Engl J Med 294:133-135
3. Bonfils S, Mignon M, Jian R, Kloeti G (1977) Biological studies during long-term cimetidine administration in Zollinger-Ellison syndrome. In: Burland WL, Simkins MA (Hrsg.) Cimetidine: Proceedings of the Second International Symposium on histamine H_2-receptor antagonists. Excerpta Medica Amsterdam Oxford Princeton, 311-321
4. Jensen RT, Gardner JD, Raufman JP, Pandol SJ, Doppman JL, Collen MJ (1983) Zollinger-Ellison syndrome. NIH combined clinical staff conference (Jensen RT, Moderator). Ann Intern Med 98:59-75
5. Bonfils S, Mignon M, Gratton J (1979) Cimetidine treatment of acute and chronic Zollinger-Ellison syndrome. World J Surg 3:597-604
6. Stadil F, Stage JG (1978) Cimetidine and the Zollinger-Ellisonsyndrome. In: Wastell C, Lance P (Hrsg.) Cimetidine. The Westminster Hospital Symposium. Churchill Livingstone, London, 91-104
7. Malagelada JR, Edis AJ, Adson MA, Von Heerden JA, Go VLW (1983) Medical and surgical options in the management of patients with gastrinoma. Gastroenterology 84:1524-1532
8. Deveney CW, Deveney KS, Way LW (1978) The Zollinger-Ellison syndrome – 23 years later. Ann Surg 188:384-393
9. McCarthy DM (1978) Report on the United States experience with cimetidine in Zollinger-Ellison syndrome and other hypersecretory states. Gastroenterology 74:453-458

10. Stabile BE, Ippoliti AF, Walsh JH, Passaro E Jr (1983) Failure of histamine H_2-receptor antagonist therapy in Zollinger-Ellison syndrome. Am J Surg 145:17-23
11. Deveney CW, Stein S, Way LW (1983) Cimetidine in the treatment of Zollinger-Ellison syndrome. Am J Surg 146:116-123
12. Mignon M, Vallot T, Hervoir P, Benfredj P, Bonfils S (1982) Ranitidine versus cimetidine in the management of Zollinger-Ellison syndrome. In: Riley AJ, Salmon RP (Hrsg.) Ranitidine: Proceedings of an International Symposium held in the context of the Seventh World Congress of Gastroenterology. Excerpta Medica, Amsterdam Oxford Princeton, 169-177
13. Jensen RT (to be published) Basis for failure of cimetidine in patients with Zollinger-Ellison syndrome. Zur Publikation eingereicht
14. Jensen RT, Pandol SJ, Collen MJ, Raufman JP, Gardner JD (1983) Diagnosis and management of the Zollinger-Ellison syndrome. J Clin Gastroenterol [Suppl 1] 5:123-131
15. Collen MJ, Howard JM, McArthur KE, et al (1984) Comparison of ranitidine and cimetidine in the treatment of gastric hypersecretion. Ann Intern Med 100:52-58
16. Jensen RT, Collen MJ, Pandol SJ, et al (1983) Cimetidine-induced impotence and breast changes in patients with gastric hypersecretory states. N Engl J Med 308:883-887
17. Anonymous (1982) Cimetidine and ranitidine. Lancet I:601-602
18. Brogden RN, Carmine AA, Heel RC, Speight TM, Avery GS (1982) Ranitidine: A review of its pharmacology and therapeutic use in peptic ulcer diseases and other allied diseases. Drugs 24:267-303
19. Funder JW, Mercer JE (1979) Cimetidine, a histamine H_2-receptor antagonist occupies androgen receptors. J Clin Endocrinol Metab 48:189-191
20. Pearce P, Funder JP (1980) Histamine H_2-receptor antagonist: Radioreceptor assay for antiandrogen side-effects. Clin Exp Pharmacol Physiol 7:442
21. Zeldis JB, Feldman LS, Isselbacher KJ (1983) Ranitidine: A new H_2-receptor antagonist. N Engl J Med 309:1368 1373
22. Danilewitz M, Ou Tim L, Hirschowitz B, (1982) Ranitidine suppression of gastric hypersecretion resistant to cimetidine. N. Engl J Med 306:20-22
23. Raufman JP, Collins SM, Pandol SJ, et al (1983) Reliability of symptoms in assessing control of gastric acid secretion in patients with Zollinger-Ellison syndrome. Gastroenterology 84:108-113
24. Pedrazzoli S, Pasquali C, Zannini G, Pregonese V, Bertola G, Petrin P (1982) Use of cimetidine and ranitidine in the medical treatment of Zollinger-Ellison syndrome (Abstract). Scand J Gastroenterol [Suppl 78] 17:A1009
25. Barr GD, Piper DW (1981) Possible ranitidine hepatitis. Med J Aust 2:421
26. Villeneuve JP, Warner HA (1979) Cimetidine hepatitis. Gastroenterology 77:143-144
27. McGuigan JE (1981) A consideration of the aderse effects of cimetidine. Gastroenterology 80:181-192
28. Simon B, Müller P, Dammann HG, Kommerell B (1982) Adverse effects of cimetidine and safety profile of ranitidine. In: Misiewicz JJ, Wormsley KG (Hrsg.) The clinical use of ranitidine. Symposium series 5, Medicine Publishing Foundation, Oxford, 58-65
29. Kimelblatt BJ, Cerra FB, Calleri G, Berg MJ, McMillen MA, Schentag JJ (1980) Dose and serum concentration relationships in cimetidine-associated mental confusion. Gastroenterology 78:791-795
30. Powell JR, Donn KH (1983) The pharmacokinetics for H_2-antagonist drug interactions: Concepts and implications. J Clin Gastroenterol [Suppl 1] 5:95-113

31. Simon B, Müller P, Dammann HG (1982) Safety profile of ranitidine. In: Riley AJ, Salmon PR (Hrsg.) Ranitidine: Proceedings of an International Symposium held in the context of the Seventh World Congress of Gastroenterology. Excerpta Medica, Amsterdam Oxford Princeton, 181-189
32. Moebius UM (1982) Ranitidine side-effects. Lancet II:1053-1054
33. Camarri E, Chirone E, Panteria G, Zocchi M (1982) Ranitidine induced bradycardia. Lancet II: 160
34. Dobrilla G, Felder M, Chilovi F, de Pretis G (1982) Exacerbation of glaucoma associated with both cimetidine and ranitidine. Lancet I:1078
35. Bertaccini G, Coruzzi G (1982) Cholinergic-like effects of the new histamine H_2-receptor antagonist ranitidine. Agents Actions 12:168-171

Medikamentöse Streßulkusprophylaxe bei Intensivpatienten

H. G. Dammann*, T. A. Walter*, P. Müller**, B. Simon**

* Krankenhaus Bethanien, Martinistr. 44, 2000 Hamburg 20
** Medizinische Universitätsklinik Heidelberg, Gastroenterologie, Bergheimer Str. 58, 6900 Heidelberg

Einleitung

Streßläsionen sind akut auftretende Defekte der gastroduodenalen Schleimhaut, die eine unterschiedliche Wandtiefe erreichen. Sie treten entweder als erosive Schleimhautdefekte, die die Muscularis mucosae nicht überschreiten, oder als tiefer greifende Epitheldefekte (akute Ulzera) auf. Streßläsionen entwickeln sich überwiegend klinisch inapparent und weisen eine hohe Spontanheilungsrate (ca. 85%) auf. Inzidenz und Komplikationsfrequenz dieser Schleimhautläsionen variieren mit der Grunderkrankung [4] (Tabelle 1). Eine hohe Inzidenz von Schleimhautdefekten (52–100%) wurde bei Verbrennungen, Polytrauma, Sepsis, Apoplexie und Schädel-Hirn-Traumen beobachtet. Blutungen traten bei 10–75% dieser Patienten auf. Streßläsionen entwickeln sich hingegen nur selten (0–5%) nach großen chirurgischen Eingriffen ohne postoperative Komplikationen, wie z. D. Whipple-Operation, Thorakotomie usw., oder nach Verletzungen, wie z. B. stumpfes Bauchtrauma, Frakturen mit Fettembolien, oder nach schweren Infektionen, wie z. B. Tetanus oder auch nach Herzinfarkt.
Akute gastrointestinale Läsionen bzw. Blutungen aus dem oberen Gastrointestinaltrakt bilden sich in der Regel schnell, d. h. innerhalb von Stunden (aber auch bis zu Wochen), nach einer Streßnoxe aus. Das Maximum liegt um den 2. Tag. Die klinische Komplikation (manifeste Blutung, Perforation) tritt im Durchschnitt zwischen dem 4. und 10. Tag auf. Blutungen und Perforationen gehen mit hoher Mortalität einher (Tabelle 1) [1–3].

Pathogenetische Faktoren der Streßläsionsentstehung

Schock, Trauma, Sepsis etc. führen zu Ischämie und Azidose. Die daraus resultierende Mangeldurchblutung der Magenschleimhaut führt zu einer verminderten Versorgung der Mukosa mit Sauerstoff und energiereichen Phosphaten [2, 5, 6]. Die aggressiven Faktoren Salzsäure und Pepsin sowie zytotoxische Substanzen, wie Gallensäuren und Lysolecithin, durchbrechen dann die Schleimhautbarriere. Aufgrund des hohen Gehaltes an Belegzel-

Tabelle 1. Ursachen und Häufigkeit streßbedingter Blutungen

Grundleiden	Blutungen [%]
Schädel-Hirn-Traumen	50–75
Polytrauma	35–65
Verbrennungen (35%)	25
Postoperative Risikopatienten	12
Leberinsuffizienz	54
Sepsis	16
Schwerkranke Patienten (respiratorische Insuffizienz, Nierenversagen etc.)	25

len und ihres hohen Sauerstoffverbrauches ist die Fundus- und Corpusregion des Magens besonders gefährdet. Hier treten gehäuft akute Streßläsionen auf. Inwieweit zusätzlich eine verminderte luminale Alkali- und Mukussekretion eine Rolle spielt, ist unklar.

Für die Ausbildung von Streßulzerationen ist die Gegenwart von Magensäure Voraussetzung [7–11]. Akute gastroduodenale Läsionen bei komplett antaziden Patienten (spontan oder therapeutisch) sind eine Rarität. Dagegen besteht bei polytraumatisierten Patienten zwischen der Säuresekretion und der Blutmenge im Magensaft eine positive Korrelation. So werden die höchsten Säuresekretionswerte bei Patienten mit klinisch manifester Magenblutung gefunden.

In diesem Zusammenhang ist von Bedeutung, daß im Magen eine lokale Hämostase nur im annähernd neutralen Bereich erfolgt. Bei einem pH-Wert von 6,4 sind die plasmatischen Gerinnungszeiten und die Fibrinogenpolymerisation bereits um das 2fache der Norm verlängert. Die Aggregation von Thrombozyten wird zusätzlich um mehr als 50% gehemmt. Bei einem pH-Wert von 5,4 kommt es sogar zu einer völligen Hemmung des plasmatischen Gerinnungssystems und der Thrombozytenaggregation [12].

Basistherapie der Streßulkusprophylaxe

Streßläsionen bzw. Blutungen haben seit Beginn der 70er Jahre an Häufigkeit deutlich abgenommen [4]. Dies ist die Folge allgemeiner intensivmedizinischer Maßnahmen, die sich weltweit durchgesetzt haben:
1. konsequente Behandlung der Grunderkrankung und ihrer Komplikationen, wie z.B. Schock, Sepsis oder respiratorische Insuffizienz,
2. adäquate Sedierung und analgetische Therapie und
3. frühzeitige orale Ernährung bzw. Sondenkost.

Hierbei ist zu beachten, daß einige häufig in der Intensivmedizin eingesetzte Pharmaka, wie z. B. Propanidid, Thiopental-Na, Methohexital-Na, eine histaminfreisetzende und damit säurestimulierende Wirkung besitzen [13]. Auch Plasmaersatzstoffe, wie Oxypolygelatine und Dextrane, können einen Anstieg der Plasmahistaminspiegel hervorrufen. Schließlich ist die nachgewiesene Säurestimulation durch die Infusion von Aminosäuren bei parenteraler Ernährung zu beachten.

Eine Magensonde gestattet die rasche Erfassung der überwiegend klinisch inapparent verlaufenden akuten Blutungen sowie eine Kontrolle der intragastralen pH-Werte. Bei Verwendung dünner und flexibler Verweilsonden ist in der Regel nicht mit Verletzungen der Schleimhaut (Ösophagitis, peptische Stenose, Druckulzera) zu rechnen.

Spezielle medikamentöse Maßnahmen

Da eine gezielte medikamentöse Steigerung der Mukosadurchblutung noch nicht möglich ist, bietet sich als einzige prophylaktische Maßnahme eine drastische Reduzierung der H^+-Ionen- und Pepsinkonzentration an. Dies gelingt
1. durch Abpufferung der gebildeten Salzsäure bzw. Inaktivierung von Pepsin und
2. durch Blockierung der Säure- und Pepsinsekretion.

Zahlreiche Untersuchungen belegen den günstigen Effekt einer Anhebung des intragastralen pH auf Werte über 4 und mehr in der Streßulkusprophylaxe. Allerdings geht nicht in allen Fällen die Anhebung des intragastralen pH-Wertes mit einer Verminderung streßbedingter Läsionen bzw. Blutungen parallel, was auf die multifaktorielle Genese dieses Krankheitsbildes hinweist.

Streßulkusprophylaxe mit Antazida

Eine hochdosierte Gabe herkömmlicher Mg-Al-haltiger Antazida konnte in zahlreichen Studien die Blutungshäufigkeit streßgefährdeter Patienten drastisch senken [14–27] (Tabelle 2 u. 4). In Einzelfällen mußten allerdings diese Antazida in einer Dosierung von bis zu 120 ml/h gegeben werden, um den intragastralen pH-Wert auf 4 oder mehr anzuheben. Nachteile eines derartig forcierten Vorgehens sind Nebenwirkungen wie Hypermagnesiämie und Alkalose, insbesondere bei Patienten mit eingeschränkter Nierenfunktion, Diarrhoen (ca. 20%) und gehäuft auftretende pulmonale Infekte (Aspiration). Es bedeutet weiterhin einen erheblichen pflegerischen Aufwand und verbietet sich geradezu nach größeren abdominellen Eingriffen.

Tabelle 2. Streßulkusprophylaxe: Antazida versus Placebo

Autor	Anzahl der Patienten	Dosis [ml]	Blutungen Antazida [%]	Placebo [%]	Signifikanz
McAlhany et al (1976) [15]	48	60–120/4 h	4	25	+
Hastings et al (1978) [17]	100	30– 60/h	4	24	+
Basso et al (1979) [19]	108	10/h	2	16	+
McDougall et al (1977) [16]	38	20/4 h	23	54	+
Zinner et al (1981) [25]	300	20/2h	5	20	+

Mit Riopan, Maalox 70 und Gastropulgit 50 stehen neuerdings Antazida mit hoher In-vivo-Säurebindungskapazität zur Verfügung.
Eigene Untersuchungen zeigen, daß 60–80 ml/24 h (5 ml alle 2 h bzw. 10 ml alle 3 h) Maalox 70 ausreichen, um den intragastralen pH-Wert bei internistischen Intensivpatienten deutlich über den kritischen Wert von 3,5 anzuheben. Mit der niedrigen Maalox-70-Dosierung lagen mehr als 80% der gemessenen pH-Werte über 3,5 bzw. mit der höheren Dosierung sogar 95% [28] (Abb. 1). Vorhergehende Untersuchungen haben gezeigt, daß Maalox 70, Riopan und Gastropulgit 50 in einer Dosierung von 10 ml alle 2 h entsprechend 120 ml/24 h, intragastral instilliert, einen dauerhaften Anstieg des intragastralen pH-Wertes in den anaziden Bereich bei internistischen Intensivpatienten bewirken [29–31].
Ob mit niedrigen Antazidavolumina, auch bei chirurgischen Intensivpatienten, eine ausreichende pH-Kontrolle erzielt werden kann, bleibt offen. In diesem Zusammenhang ist die Beobachtung von Zinner et al [25] von Interesse, die zeigen konnten, daß bei besonders streßläsionsgefährdeten Patienten einer chirurgischen Intensivstation der intragastrale pH-Wert mit nur 20 ml (alle 2 h) eines hochpuffernden Antazidumgemisches in 85% der Fälle auf Werte über 4,0 angehoben werden konnte. Dies bedeutet, daß 240 ml/Tag dieser hochpuffernden Antazida offensichtlich ausreichen, um auch bei chirurgischen Intensivpatienten eine zufriedenstellende pH-Anhebung und eine wirkungsvolle Streßulkusprophylaxe zu gewährleisten.
Antazida haben gegenüber antisekretorischen Pharmaka, wie z.B. H_2-Blocker, den Vorteil, daß sie auch zytotoxische Substanzen, wie z.B. Gallensäuren und Lysolecithin, zu binden vermögen. Auch gibt es erste experi-

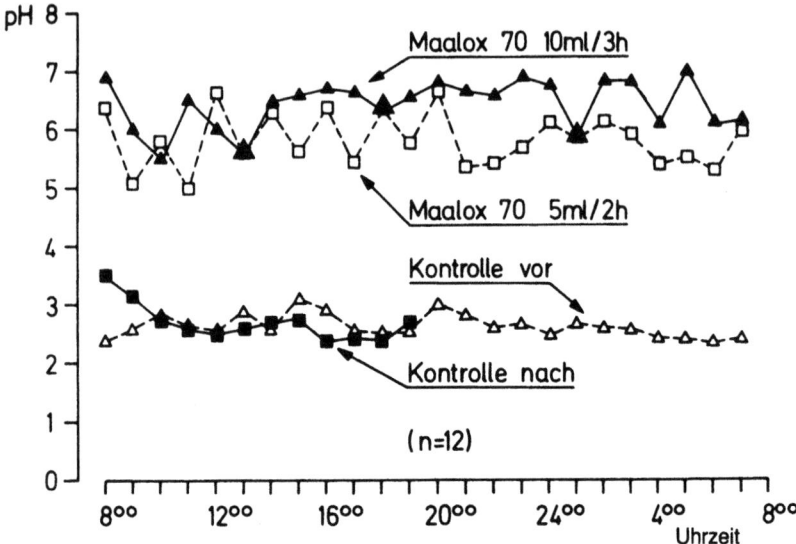

Abb. 1. Einfluß von Maalox 70 auf das 24stündige Profil des pH-Wertes des Magensaftes bei 12 internistischen Intensivpatienten. Einer 24stündigen vorausgehenden Kontrollperiode folgte nach Absetzen des Antazidums eine weitere 12stündige Kontrolle

mentelle Hinweise auf zytoprotektive Wirkungen dieser Substanzklasse am Magenschleimhautepithel [32].

Streßulkusprophylaxe mit antisekretorisch wirksamen Substanzen

Cimetidin

Eine therapeutisch wirksame Alternative zu den Antazida stellt die Säuresekretionshemmung mit dem H_2-Rezeptorblocker Cimetidin dar [15, 18, 19, 21–27, 33–40] (Tabelle 3 u. 4). In zahlreichen kontrollierten Studien konnten bei den verschiedenen Risikogruppen, wie Patienten mit Leberversagen, Schädel-Hirn-Trauma und Polytrauma, mit 1200–2400 mg Cimetidin täglich intragastrale pH-Werte über 3,5 erreicht und die Häufigkeit gastrointestinaler Streßblutungen drastisch gesenkt werden. Darüber hinaus wurden auch Studien mit dem Ziel durchgeführt, die Antazidaprophylaxe mit der Cimetidinprophylaxe zu vergleichen. Überwiegend war die Wirkung von Cimetidin und Antazida auf die Blutungsinzidenz gleichwertig. Es wurde jedoch mehrfach als schwierig beschrieben, mit Hilfe von Cimetidin bei allen Patienten den intragastralen pH-Wert über 3,5 oder 4 anzuheben [16, 18, 22, 23, 24, 35, 41, 42] (Tabelle 5). Nach Priebe et al [23] kann selbst

Tabelle 3. Streßulkusprophylaxe: Cimetidin versus Placebo

Autor	Anzahl der Patienten	Dosis [mg]	Blutungen Cimetidin [%]	Placebo [%]	Signifikanz
McDougall et al (1977) [16]	50	100/h	4	54	+
Halloran et al (1980) [35]	50	300/4 h	19	75	+
Lorenz et al (1980) [36]	28	1200/24 h	0	36	+
Schiessel et al (1981)	55	200/ 2 h 1200/24 h	11	7	−
Fischer et al (1980) [33]	28	1200/24 h	0	36	+
Cartier et al (1980) [38]	119	1200/24 h	2	17	+
Basso et al (1979) [19]	93	1000/24 h	0	16	+
Silvestri et al (1980) [37]	20	1000/24 h	0	70	+
Zinner et al (1981) [25]	200	1000/24 h	0	20	?

durch eine Verdoppelung der täglichen Cimetidindosis von 1200 auf 2400 mg der Prozentsatz der Patienten mit einem intragastralen pH-Wert über 3,5 von ca. 50% auf nur 80% angehoben werden. In 20% der Fälle wird also die Säuresekretion selbst durch Maximaldosen von Cimetidin nicht ausreichend gehemmt. Nach Siewert u. Hoeltscher [43] gibt es darüber hinaus offenbar für Cimetidin eine Grenze der pH-Anhebung, die etwa bei 5 zu liegen scheint. In einigen Studien war durch die Gabe von Antazida eine effektivere Anhebung des intragastralen pH-Wertes und damit eine effektivere Streßläsionsprophylaxe zu erzielen als durch Cimetidin. Schließlich ergeben sich Hinweise, daß eine Kombinationstherapie von Cimetidin und Antazidum wesentlich wirksamer in der Verhinderung von Streßblutungen ist als die alleinige Gabe einer dieser Substanzen.

Ranitidin

Inzwischen liegt mit Ranitidin ein weiterer H_2-Rezeptorantagonist vor, der sich gegenüber Cimetidin bei i.v.-Applikation durch eine 6- bis 8fach stärkere säurehemmende Wirkung auszeichnet.

Tabelle 4. Streßulkusprophylaxe: Antazida versus Cimetidin

Autor	Anzahl der Patienten	Dosis Antazidum [ml]	Dosis Cimetidin [mg]	Blutungen Antazida [%]	Blutungen Cimetidin [%]	Signifikanz
Basso et al (1979) [19]	88	10/h	200/6 h	2	0	–
McDougall et al (1977) [16]	27	20/4 h	400/4 h	23	4	?
McElwee et al (1979) [18]	27	30/2 h	400/4 h	0	0	–
Priebe et al (1980) [23]	75	30–120/h	300–400/6h	0	19	+
Zumtobel et al (1979) [21]	204	2000/24 h	200/3 h	24	5	+
Stothert et al (1979) [22]	144	30–60/h	300/3-4 h	0	0	–
Martin et al (1980 [41]	77	60/h	300/4 h	5	8	–
Weigelt et al (1977/1981) [24]	77	30/2 h	300/4–6 h 400/4 h	0	5	–
Zinner et al (1981) [25]	200	20/2 h	300/2 h	5	14	?
Khan et al (1981) [26]	320	10–120/h	300/4 h	1,4	1,7	–
Poleski u. Spanier (1981) [27]	28	30–90/h	300/6 h 400/4 h	0	0	–

Die tägliche Gabe von 4mal 50 mg Ranitidin i. v. führt zu intragastralen pH-Anstiegen, die mit 4mal 400 mg Cimetidin i. v. vergleichbar sind [44–46]. Es konnte darüber hinaus gezeigt werden, daß eine kontinuierliche Infusion von 0,125 bzw. 0,250 mg/kg KG/h Ranitidin zu einem dauerhaften Anstieg des intragastralen pH-Wertes in den nahezu anaziden Bereich führt [46] (Abb. 2). Schließlich reduziert die kontinuierliche i. v.-Ranitidininfusion den duodenogastralen Reflux, als dessen Marker Gallensäuren, Lecithin und Lysolecithin im 24-h-Magensaftaspirat bestimmt wurden [46].
193 Intensivpatienten mit hohem Risiko für eine Streßulkusblutung wurden innerhalb einer prospektiven randomisierten Vergleichsstudie mit 4mal 50 mg Ranitidin i. v. (n = 98) bzw. 4mal 400 mg Cimetidin i. v. (n = 95) behandelt. Beide Behandlungsgruppen waren in der durchschnittlichen

Tabelle 5. Intragastrales pH-Verhalten unter Streßulkusprophylaxe

Autor	Anzahl der Patienten	Therapie [ml] (Antazida) [mg] (Cimetidin)	Erwünschter Therapiebereich pH	[%]
McElwee et al (1979) [18]	14	Antazida 30/2 h	5	100
	13	Cimetidin 400/4 h	5	76
Stothert et al (1979) [22]	58	Antazidina 30–60/h	4	100
	65	Cimetidin 300/3 h		47
Priebe et al (1980) [23]	37	Antazida 30–120/h	3,5	100
	38	Cimetidin 300/6 h		53
	38	300/4 h		77
	38	400/4 h		82
Martin et al (1979) [42]	39	300–400/6 h		72
Weigelt et al (1981) [24]	16	Antazida		100
	19	Cimetidin 300/6 h	3,5	11
	19	300/4 h		36
	23	400/4 h		22
Martin et al (1980) [41]	26	Antazida	4	100
	23	Cimetidin 300/4 h		65
Halloran et al. (1980) [35]	24	Placebo	3,5	18
	26	Cimetidin 300/4 h		65
McDougall et al (1977) [16]	13	Antazida 20/4 h	5	35
	12	Placebo		0
	26	Cimetidin 100/h		100

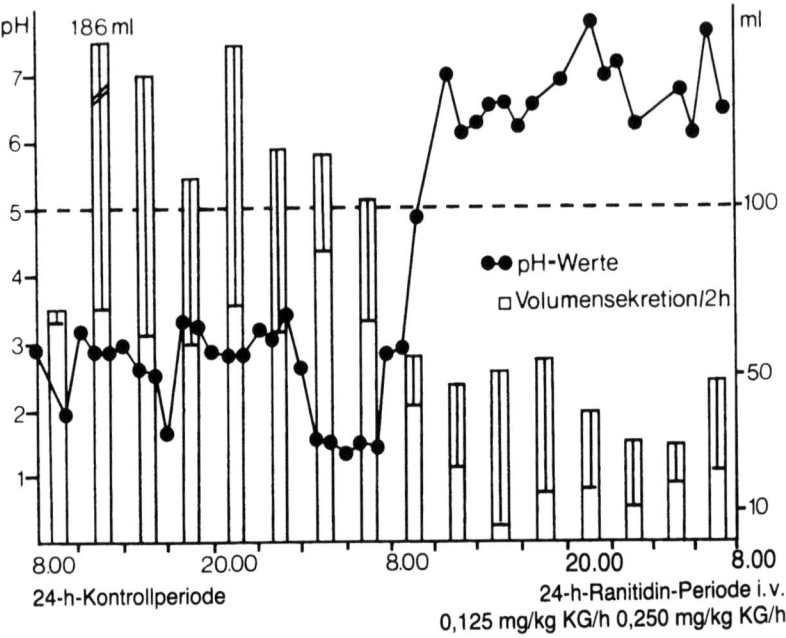

Abb. 2. Volumensekretion und intragastrale pH-Werte bei parenteral ernährten Intensivpatienten während einer 24stündigen Kontrollperiode und einer 24stündigen Ranitidintestperiode

Häufigkeit der Risikofaktoren miteinander vergleichbar, allerdings waren in der Cimetidingruppe mehr Patienten mit Schock und in der Ranitidingruppe mehr Patienten mit Nierenversagen (Tabelle 6). Eine obere gastrointestinale Blutung trat bei 6 von 98 mit Ranitidin und bei 11 von 95 mit Cimetidin behandelten Patienten auf. Dieser Unterschied war jedoch statistisch nicht signifikant (Tabelle 7). Die wiederholt durchgeführte Endoskopie bzw. die Autopsie zeigte bei 13% der Ranitidingruppe und bei 22,5% der Cimetidingruppe Streßläsionen im oberen Gastrointestinaltrakt. Der neue H_2-Blocker Ranitidin stellt demnach eine wirksame und gut verträgliche Alternative zu Cimetidin in der Prävention streßulkusbedingter Blutungen aus dem oberen Gastrointestinaltrakt dar. Ranitidin wurde i. v. bis zu 30 Tagen appliziert, ohne daß relevante Nebenwirkungen, wie z. B. Bradykardie, Hypotension und zerebrale Verwirrtheit, aufgetreten wären.

Auch unter Ranitidin kommt es stundenweise bei einigen Patienten zum Abfall des intragastralen pH-Wertes unter 3. Dieser pH-Abfall ist jedoch unter Ranitidin seltener zu beobachten als unter Cimetidin [47]. Der beschriebene pH-Abfall soll gehäuft bei Patienten mit Sepsis und Nierenversagen vorkommen [41, 48].

Tabelle 6. Risikofaktoren in der Ranitidin- und Cimetidin-Patientengruppe

Risikofaktor	Ranitidin 4mal 50 mg/Tag	Cimetidin 4mal 400 mg/Tag
	Anzahl der Patienten	
Schock	34	46[a]
Pulmonale Insuffizienz	29	39
Sepsis	6	3
Koma	18	15
Niereninsuffizienz	4[a]	0
Kardiale Risikofaktoren (kongestive Herzinsuffizienz, Herzinfarkt)	9	8
Leberinsuffizienz	9	13
Operationen	42	40
Polytrauma	16	16
Schädel-Hirn-Trauma	3	9
Verbrennungen	3	3
Akute Pankreatitis	7	11
Patienten mit Bluttransfusionen	29	34

[a] $p < 0,05$

Tabelle 7. Ergebnis der Streßblutungsprophylaxe in der Ranitidin- und Cimetidinpatientengruppe. Die Unterschiede waren nicht signifikant ($p > 0,05$)

	Ranitidin 4mal 50 mg/Tag	Cimetidin 4mal 400 mg/Tag
Blutungsepisoden	6 (6,1%)	11 (11,6%)
Patienten mit Bluttransfusionen	1	4
Gesamtmortalität	11	15

Pirenzepin

Der selektive Muskarinantagonist Pirenzepin eignet sich aufgrund seiner schwächer ausgeprägten antisekretorischen Wirksamkeit nicht zu einer Monotherapie in der Streßulkusprophylaxe.

Dies zeigen auch die bisher vorliegenden klinischen Erfahrungen mit dieser Substanz. Im Vergleich zu einer 24-h-Kontrollperiode konnte mit Hilfe von Pirenzepin i. v. (30 mg Bolus + 50 mg/24 h per infusionem) nur tagsüber der intragastrale pH-Wert über 4 gehalten werden. In der Nacht fielen die pH-Werte auf Kontrollwerte ab [49] (Abb. 3).

Da Pirenzepin und H_2-Blocker jedoch über unterschiedliche Mechanismen die Säuresekretion blockieren und somit potenzierend wirken, wird von

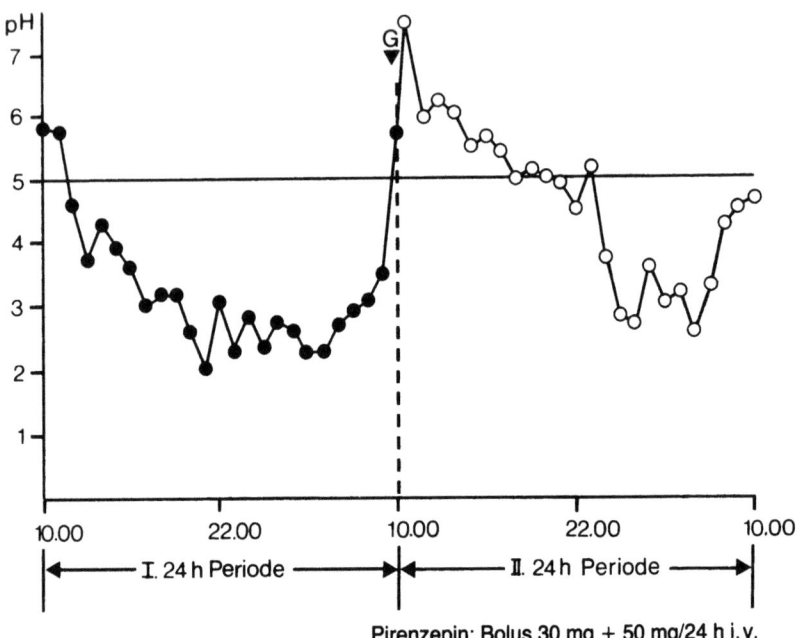

Abb. 3. Einfluß von Pirenzepin [initiale Bolusinjektion 30 mg, dann 50 mg/24 h i. v. auf (G = Gastrozepin) den pH-Wert des Magensaftes

verschiedener Seite eine Kombinationstherapie mit beiden Substanzen befürwortet [50]. Der Vorteil dieses Vorgehens bestünde darin, daß der H_2-Blocker Cimetidin in niedriger Dosierung appliziert werden könnte. In einer Studie von Engelhardt et al [51] wurden Cimetidin-Pirenzepin (1200 + 30 mg/24 h) vs. Antazida in der Streßulkusprophylaxe miteinander verglichen. Das therapeutische Ziel war, den intragastralen pH auf einem Wert von 3,5 zu halten. Zum exakten Nachweis der Blutkonzentration im Magensaft wurden neben einem Guayakpapiertest (Haemokkult) in regelmäßigen Abständen die Chrom-51-Aktivität im Magensaft nach Chrom-51-Markierung der Erythrozyten bestimmt. Es zeigte sich, daß bei 44% der Patienten mit der Kombinationstherapie Cimetidin-Pirenzepin und nur bei 30% mit Antazida eine signifikante Erhöhung der Blutkonzentration im Magensaft nachzuweisen war. Somit traten in beiden Therapiegruppen Blutspuren im Magensaft auf, die jedoch keine klinische Relevanz besaßen. Der Schluß, daß Antazida im Vergleich zu der Kombinationstherapie Cimetidin-Pirenzepin eine effektivere Blutungsprophylaxe bewirken, ist jedoch nicht zulässig, da ein statistischer Unterschied zwischen den beiden Therapiegruppen nicht vorlag.

Praktisches Vorgehen in der Streßulkusprophylaxe

Neben den geschilderten allgemeinen Maßnahmen sollte bei allen Risikopatienten eine gezielte medikamentöse Streßulkusprophylaxe durchgeführt werden. Folgende Verfahren haben sich als wirksam erwiesen.

Monotherapie

Antazida

Aus den oben genannten Gründen (geringere Volumenbelastung, In-vivo-Pufferkapazität, großes Bindungsvermögen für Gallensäure und Lecithin) sollte neu entwickelten Antazida, wie z. B. Maalox 70 und Riopan, der Vorzug gegeben werden.
Damit können zum einen die Nebenwirkungen gesenkt, zum anderen der pflegerische Aufwand vermindert werden.
Die zu verabreichende Antazidadosis richtet sich nach der Höhe des intragastralen pH-Wertes, der über 4 liegen sollte.
In der Mehrzahl der Fälle dürften hierzu ca. 20 ml/2 h ausreichend sein. Von einigen Autoren wird zusätzlich die Absaugung des Magensekretes vor einer erneuten Antazidagabe empfohlen.

H_2-Rezeptorantagonisten

Eine Monotherapie kann ebenfalls mit den H_2-Rezeptorantagonisten Cimetidin und Ranitidin erfolgen. Bei Patienten mit eingeschränkter Nierenfunktion ist entsprechend der Kreatininclearance bzw. den Serumkreatininwerten eine Dosisreduktion erforderlich. Bei einem Serumkreatininwert von 30 mg/l sollte man maximal 600–800 mg Cimetidin bzw. 100–150 mg Ranitidin pro Tag verabreichen. Auch bei den H_2-Rezeptorantagonisten ist eine pH-Kontrolle wünschenswert und in besonders risikobehafteten Fällen notwendig.
Aufgrund der fehlenden Nebenwirkungen (Arzneimittelinteraktionen, ZNS-Nebenwirkungen) und der stärkeren antisekretorischen Potenz des Ranitidins ist dieser H_2-Rezeptorantagonist dem Cimetidin in der Prophylaxe der Streßläsionsblutung vorzuziehen [52].

Kombinationstherapie

H_2-Blocker mit Antazida

Diese Kombinationsbehandlung empfiehlt sich auf allen Intensivstationen, auf denen wegen des hohen Aufwandes die bei alleiniger Antazidagabe notwendigen Kontrollen des intragastralen pH-Wertes nicht durchgeführt werden können. Cimetidin und Ranitidin sollten daher in einer Dosierung von 1600–2400 mg/24 h bzw. 200–300 mg/24 h i. v. Antazida in einer Dosierung von 10 ml alle 3 h zusätzlich verabreicht werden. Eine kontinuierliche Infusion mit Cimetidin bzw. Ranitidin ist der i. v.-Bolusgabe vorzuziehen.

H_2-Blocker mit Pirenzepin

Zu dieser Kombinationstherapie in der Prophylaxe von Streßläsionsblutungen liegen nur wenige klinische Erfahrungen vor. Da Pirenzepin und H_2-Blocker über unterschiedliche Mechanismen die Säuresekretion blockieren und potenzierend wirken, kann der H_2-Blocker in niedriger Dosierung appliziert werden. Empfohlen wird im Falle von Cimetidin eine Dosierung von 1200 mg/24 h i. v. zusammen mit 30–60 mg/24 h Pirenzepin i. v.

Literatur

1. Fogelman MJ, Garvey JM (1977) Acute gastroduodenal ulceration incident to surgery and disease: Analysis and review of eighty-eight cases. Am J Surg 112:651
2. Sibilly A, Boutelier, P (1974) Les complications digestive du stress. J Chir 108:117
3. Girvan DP, Passi RB (1971) Acute stress ulceration with bleeding or perforation. Arch Surg 103:116
4. Huth H, Kautz G, Götz F (1981) In: Götz E (Hrsg) Streßläsionen im Magen-Darm-Trakt, Bd 23. Thieme Stuttgart, S 32-37
5. Lillehei RC, McLean DD (1959) Physiological approach to successful treatment of endotoxin shock in the experimental animal. Arch Surg 78:464
6. Tenney SM (1956) Sympatho-andrenal stimulation by carbon dioxide and the inhibitory effect of carbonic acid on epinephrine response. Am J. Physiol 187:341
7. Idjadi F, Robbins R, Stahl WH et al (1971) Prospective study of gastric secretion in stressed patients with intracranial injury. J Trauma 11:681
8. Bowen JC, Fleming WH, Thompson JC (1974) Increased gastrin release following penetrating central nervous system injury. Surg 75:720
9. Rosenthal A, Czaja AJ, Pruitt BA Jr (1977) Gastrin levels and gastric acidity in the pathogenesis of acute gastroduodenal disease after burns. Surg Gynecol Obstet 144:232
10. Czaja AJ, McAlhany JC, Pruitt BA Jr (1976) Gastric acid secretion and acute gastroduodenal disease after burns. Arch Surg 111:243
11. Harris SK, Bone RC, Ruth WE (1977) Gastrointestinal hemorrhage in patients in a respiratory intensive care unit. Chest 72:301
12. Green FW, Kaplan MM, Curtis LE, Levine PH (1978) Effect of acid and pepsin on blood coagulation and platelet aggregation. A possible contribution to prolonged gastroduodenal mucosal hemorrhage. Gastroenterology 74:38
13. Seidel W, Lorenz W, Doenicke A et al (1973) Histaminfreisetzung beim Menschen und Streßulcuspathogenese. Z Gastroenterol 11:287
14. Deweese S, (1976) Gastrointestinal ulceration. J Trauma 7:115

15. McAlhany JC, Czaja AJ, Pruitt BA (1976) Antacid control of complications from acute gastroduodenal disease after burns. J Trauma 16:645
16. McDougall BRD, Baily RJ, Williams R (1977) H_2-receptor antagonists and antacids in the prevention of acute gastrointestinal hemorrhage in fulminant hepatic failure. Lancet I:617
17. Hastings PR, Skillman JJ, Bushnell LS, Silen W (1978) Antacid titration in the prevention of acute gastrointestinal bleeding. A controlled randomized trial in 100 critically ill patients. Engl J Med 298:1041
18. McElwee HP, Sirinek KR, Levine BA (1979) Cimetidine affords protection equal to antacids in prevention of stress ulceration following thermal injury. Surg 86:620
19. Basso N, Baganni M, Materia A et al (1979) Cimetidine and antacid prophylaxis of acute gastroduodenal mucosal lesions in high risk patients. Gastroenterol 76:1025
20. Solem LD, Strate RG, Fischer RP (1979) Antacid therapy and nutritional supplementation in the prevention of Curling's ulcer. Surg Gynecol Obstet 148:367
21. Zumtobel V, Teichmann RK, Inthorn D (1979) Zur Prophylaxe und Therapie gastroduodenaler Streßblutungen bei Intensivpatienten mit dem Histamin-H_2-Rezeptoren-Antagonisten Cimetidin. Langenbecks Arch Chir [Suppl] 247
22. Stothert JC, Simonowitz DA, Dellinger EP et al (1980) Randomized prospective evaluation of cimetidine and antacid control of gastric pH in the critically ill. Ann Surg 192:169
23. Priebe HJ, Skillman JJ, Bushnell LS et al (1980) Antacid versus cimetidine in preventing acute gastrointestinal bleeding. A randomized trial in 75 critically ill patients. N Engl J Med 302:426
24. Weigelt JA, Aurbakken CA, Gewertz BL et al (1981) Cimetidine vs antacid in prophylaxis for stress ulceration. Arch Surg 116:597
25. Zinner MJ, Zuidema GD, Smith PL et al (1981) The prevention of upper gastrointestinal tract bleeding in patients in an intensive care unit. Surg 153:214
26. Khan F, Parekh A, Patel S et al (1981) Results of gastric neutralization with hourly antacids and cimetidine in 320 intubated patients with respiratory failure. Chest 79:409
27. Poleski MH, Spanier AH (1982) Endoscopic evaluation of cimetidine versus mylanta in prophylaxis of stress ulcerations. Gastroenterol 83:1151
28. Dammann HG, Müller P, Simon B (1983) Maalox[70] und internistische Intensivpatienten: Wirkung niedriger Dosen auf das intragastrale pH-Verhalten. Intensivmedizin 20:134
29. Dammann HG, Flasshoff D, Müller P et al (1981) Wirkung von Magaldrat auf das 24-Stunden-Profil des Magensaft-pH bei internistischen Intensivpatienten. Dtsch Med Wochenschr 106:1457
30. Dammann HG, Müller P, Simon B (1982) Neues Antazidum: Wirkung auf das 24-Stunden-Profil des Magensaft-pH bei internistischen Intensivpatienten. Diagn Intensivmed 7:115
31. Dammann HG, Müller P, Simon B (1983) Anhebung des Magensaft pH im 24-Stunden-Profil bei internistischen Intensivpatienten – Wirkung eines neuen Antazidums. Diagn Intensivmed 8:10
32. Simon B, Müller P, Seitz H, Dammann HG (1983) Zytoprotektion durch Antazida? Z Gastroenterol (Suppl.) 21:15
33. Fischer M, Lorenz W, Rohde H (1980) The use of cimetidine in preventing clinically manifest stress ulcers in patients with severe polytrauma. In: Dresse A et al (Hrsg.) Second Nation Symp on Cimetidine, Brüssel, Oct 27 (1979), Excerpta Medica, Amsterdam, 45-51
34. Jones RH, Rudge CJ, Bewick M et al (1978) Cimetidine: Prophylaxis against upper gastrointestinal hemorrhage after renal transplantation. Br Med J I:398

35. Halloran, LG, Zfass AM, Gayle WE et al (1980) Prevention of acute gastrointestinal complications after severe head injury: A controlled trial of cimetidine prophylaxis. Am J Surg 139:44
36. Lorenz W, Fischer M, Rohde H et al (1980) Histamine and stress ulcer: New components in organizing a sequential trial on cimetidine prophylaxis in seriously ill patients and definition of a special group at risk (severe polytrauma). Klin Wochenschr 58:653
37. Silvestri N, Curzio M, Motta U et al (1980) Cimetidine to prevent stress ulcers. Lancet I:885
38. Cartier F, Gauthier-Lafave P, Larenc L et al (1980) Cimetidine in patients at risk of stress ulcers (Abstract). Intensive Care Med 6/1:54
39. Marti MC, Suter P, Duboulez M (1979) Prevention des ulcers de stress par la cimetidine. Schweiz Med Wochenschr 109:615
40. Levine BA, Sirinek KP, Peuitt BA (1979) Cimetidine protects against stress-induced gastric injury augment by mucosal barrier breakers. Am J Surg 137:328
41. Martin LF, Max MH, Polk HC (1980) Failure of gastric pH control by antacids or cimetidine in the critically ill: A valid sign of sepsis. Surg 88:59
42. Martin LF, Stalocher DK, David RN, Simonowith A, Dellinger EP, Martin HM (1979) Failure of cimetidine prophylaxis in the critically ill. Arch Surg 115:492
43. Siewert JR, Hölscher AH (1982) Akute gastroduodenale Läsionen. Intensivbehandlung 7/4:121
44. Simon B, Dammann HG, Müller P, Kather H (1981) Ranitidina, un nuova antagonista dei recettori istaminergici H_2: Primi dati sperimentali e clinici. Minerva Med 72:2657
45. Dammann HG, Kather H, Müller P, Simon B (1981) The new histamine H_2-receptor antagonist ranitidine. Res Exp Med (Berl) 178:151
46. Dammann HG, Krüger HJ, Simon B, Begemann F (1982) Effect of ranitidine on duodenogastric reflux and nocturnal acid secretion in man. In: Misievicz JJ, Wormsley KG (Hrsg.) The clinical use with ranitidine. Med Publ Found, Oxford-UK, 109-113
47. Friedl W, Barth HO, Müller P, Simon B, Dammann HG (1983) Ranitidin, Cimetidin und Streß-Ulcus-Prophylaxe. Dtsch Med Wochenschr 108:396
48. Bivins BA, Rogers EL, Rapp RP et al (1980) Clinical failures with cimetidine. Surg 88:417
49. Dammann HG, Augustin J (1979) Das intragastrale pH-Verhalten im 24-Stunden-Profil nach oraler und intravenöser Gabe von Pirenzepin und Cimetidin. In: Blum AL, Hammer R (Hrsg) Behandlung des Ulcus pepticum mit Pirenzepin, Demeter München, 86-91
50. Longdong W, Sommerlatte T (1981) Möglichkeiten einer medikamentösen Prophylaxe und Therapie gastrointestinaler Streßläsionen. In: Götz E (Hrsg) Streßläsionen im Magen-Darm-Trakt, Bd 23. Thieme, Stuttgart, 17
51. Engelhardt D, Karl R, Possinger K, Kolb HJ, Hölzel D, Büll U (1983) Cimetidin-Pirenzepin versus Antacida zur Streßblutungsprophylaxe bei Intensivpatienten. Intensivmed. Prax 20:159
52. McGuigan JE (1981) A consideration of the adverse effects of cimetidine. Gastroenterol 80:181

H_2-Rezeptorantagonisten in der Behandlung der oberen gastrointestinalen Blutung: eine kritische Standortbestimmung

M. J. S. Langman

University Department of Therapeutics, City Hospital, Nottingham N 65 1 P 13 (England)

Einleitung

Wenn aus Großbritannien mitgeteilte Daten allgemeine Gültigkeit besitzen, dann tritt eine obere gastrointestinale Blutung mit einer Häufigkeit von 1:2000 pro Jahr auf, wobei jeder zehnte Patient an dieser Blutung stirbt. Die häufigste Blutungsursache ist ein peptisches Ulkus; die meisten Patienten, die hieran sterben, sind im fortgeschrittenen Alter (Tabelle 1 und 2). Die Erfahrung lehrt, daß Patienten mit schwerer bzw. rezidivierender Blutung so rasch wie möglich operiert werden sollten. Da ältere Patienten bzw. solche mit eingeschränkter Herz-, Lungen- und Nierenfunktion einen chirurgischen Eingriff nur schlecht tolerieren, sollte nach einer effektiven medikamentösen Therapie für dieses Krankheitsbild gesucht werden.

Tabelle 1. Ursachen einer oberen gastrointestinalen Blutung (Nottingham, England, 1976–1980)

Peptische Schleimhautläsion	[%]
Chronisches Ulcus duodeni	25
Chronisches Ulcus ventriculi	20
Mallory-Weiss-Syndrom	7
Ösophagitis	7
Akute gastrale Erosion	7
Gesamt	66
Andere Ursachen	
Magenkarzinom	3
Ösophagusvarizen	2
Übrige	29
Gesamt	34

Tabelle 2. Altersverteilung stationärer Patienten, die an einer oberen gastrointestinalen Blutung verstarben (nur Blutungen aus Ulcera ventriculi et duodeni)

Alter (Jahre)	Anzahl der stationär behandelten Patienten	Todesfälle
< 30	11	0
30–40	20	0
40–50	28	2
50–60	55	3
60–70	66	9
70–80	79	21
> 80	43	8
Gesamt	302	43

Durchführung von Studien

Um zuverlässige Aussagen machen zu können, muß bei der Durchführung von Studien auf folgende Punkte besonders geachtet werden:

Definition der Behandlungsziele

Vor Beginn einer Studie müssen die Behandlungsziele klar definiert sein. Dies hört sich zwar selbstverständlich an, oft sind jedoch die Ziele ungenau definiert bzw. nicht genannt.
Bei einer gastrointestinalen Blutung bieten sich folgende Erfolgskriterien an: Reduzierung der Häufigkeit von Rezidivblutungen, Notoperationen, Bluttransfusionen bzw. der Mortalitätsrate. Je mehr Kriterien in einer einzigen Studie berücksichtigt werden, desto geringer ist die Wahrscheinlichkeit, einen statistisch signifikanten Unterschied zu entdecken. Diese Schwierigkeit kann auf folgende Weise umgangen werden:
1. Es sollten nur aussagekräftige Erfolgskriterien herangezogen werden. Die Zahl dieser Kriterien sollte möglichst klein sein.
2. Müssen mehrere Parameter zur Beurteilung des Behandlungserfolges benutzt werden, sollte die Signifikanzschwelle höher angesetzt werden.

Stichprobengröße (Anzahl der benötigten Patienten)

Wichtigstes Behandlungsziel beim medikamentösen Vorgehen sollte die Senkung der Todesrate sein. Wenn man beispielsweise eine Gesamtmortalität von ca. 10% annimmt, würde ein Abfall um 50% bereits eine deutliche Verbesserung bedeuten. Hierbei stellt sich die Frage, wieviele Patienten letztendlich in eine derartige Studie aufgenommen werden müssen. Dazu

gibt es Tabellen, die die Zahl der Patienten, die für eine statistisch gesicherte Aussage notwendig sind, angeben.
Dreierlei ist aus den Tabellen zu entnehmen:
1. Sie zeigen den zu erwartenden Unterschied zwischen den beiden Behandlungsgruppen (in diesem Falle eine Senkung der Mortalitätsrate von 10 auf 5%).
2. Sie zeigen die Signifikanzwahrscheinlichkeit p, mit deren Hilfe ein an einer bestimmten Patientenzahl erhobener Befund als zufällig eingestuft werden kann.
3. Sie geben ferner an, bei welcher vorgegebenen Patientenzahl und angestrebtem Signifikanzniveau eine stichhaltige Aussage gemacht werden kann.

In Tabelle 3 finden Sie die Stichprobengrößen, die notwendig sind, um eine Senkung des Signifikanzniveaus von 0,05 auf 0,01 zu erreichen. Die hierfür benötigten Patientenzahlen sind extrem hoch.

Weitere Möglichkeiten eines Wirksamkeitsnachweises

Neben der Mortalitätsrate bietet sich die Häufigkeit von Rezidivblutungen bzw. chirurgischen Noteingriffen als weiterer Wirksamkeitsnachweis an. Eine effektive medikamentöse Therapie sollte die Inzidenz beider Parameter wirksam senken. Allerdings kommen beide Komplikationen nur relativ selten vor. Außerdem kann mit klinischen Mitteln nur schwer zwischen

Tabelle 3. Stichprobengröße, die notwendig ist, um Änderungen der Rezidivblutungs- bzw. Operationshäufigkeit und der Mortalitätsrate nachzuweisen

Senkung der Rezidivblutungsrate von 30% auf 15%

p	Patientenzahl
< 0,05	84
< 0,01	146

Senkung der Operationshäufigkeit von 30% auf 20%

p	Patientenzahl
< 0,05	182
< 0,01	332

Senkung der Mortalitätsrate von 10% auf 5%

p	Patientenzahl
< 0,05	288
< 0,01	511

einem Blutungsrezidiv und einer größeren Blutung, die ursprünglich als Sickerblutung vorhanden war, bzw. keiner Blutung unterschieden werden. Auch ist die Indikationsstellung für einen operativen Noteingriff nicht einheitlich.

Ist die Wirksamkeit von H_2-Blockern in der Behandlung der oberen gastrointestinalen Blutung belegt?

Tabelle 4 faßt alle Patienten zusammen, die in insgesamt 11 randomisierten Studien mit H_2-Rezeptorantagonisten behandelt worden waren. In ihr sind die jeweiligen Behandlungsziele und die Möglichkeit angegeben, den Therapieerfolg statistisch ($p < 0,05$) abzusichern.

Die Zahlen sprechen für sich. Selbst in der umfangreichsten Studie reichten die Patientenzahlen gerade aus, um eine Reduktion von Rezidivblutungen bzw. Noteingriffen, nicht jedoch um eine entsprechende Senkung der Mortalitätsrate, nachzuweisen.

Faßt man alle Daten aus den 6 größten Studien zusammen, so lassen sich jedoch gewisse Trends ableiten (Tabelle 5). So scheinen Rezidivblutung, Notoperation und Todesfälle unter einer H_2-Blockertherapie seltener vorzukommen als unter Placebo.

Tabelle 4. Aussagefähigkeit klinischer Studien mit H_2-Rezeptorantagonisten bei Patienten mit oberer gastrointestinaler Blutung

Autoren		Zahl der behandelten Patienten	Klinische Erfolgskriterien			Aussagefähigkeit der Studien		
			Vermeidung von			Senkung der Rezidivblutungsrate	Senkung der Operationsrate	Senkung der Todesrate
			Rezidivblutung	Operation	Tod			
Hoare	[2]	100	+	+	+	nein	nein	nein
La Brooy	[3]	109	+	+	+	nein	nein	nein
Macklon	[4]	30	+	–	–	nein	nein	nein
Pickard	[5]	69	+	–	–	nein	nein	nein
Siddiqi	[6]	113	–	+	+	nein	nein	nein
Carstensen	[7]	106	–	+	+	nein	nein	nein
Galmiche	[8]	96	+	+	+	nein	nein	nein
Meredith	[9]	88	+	+	+	nein	nein	nein
Dawson	[10]	158	+	+	+	nein	nein	nein
Barer	[11]	519	+	+	+	ja	ja	nein
Nowak	[12]	123	–	+	–	nein	nein	nein

Tabelle 5. Ergebnisse von Studien, bei denen mehr als 100 Patienten mit gastrointestinaler Blutung mit H_2-Antagonisten bzw. Placebo behandelt worden waren

		Zahl der behandelten Patienten (n)	Placebo			H_2-Rezeptorantagonisten		
			Rezidivblutung	Notoperation	Todesrate	Rezidivblutung	Notoperation	Todesrate
Hoare	[2]	100						
La Brooy	[3]	109						
Siddiqi	[6]	113						
Dawson	[10]	158						
Barer	[11]	519						
Nowack	[12]	123						
Gesamt		2222	17,9%	17,3%	8,1%	14,7%	12,1%	5,5%

Eine genaue Analyse der Daten wäre möglich, wenn bestimmte Einzelheiten in den Publikationen mitgeteilt worden wären. Wir sind im Augenblick dabei, diese Einzelinformationen anzufordern, um an gepoolten Daten statistische Untersuchungen vornehmen zu können.

Schlußfolgerung

Die bisher veröffentlichten klinischen Studien sind nicht ausreichend, um die Arbeitshypothese, daß H_2-Antagonisten bei Patienten mit oberer gastrointestinaler Blutung wirksam sind, zu widerlegen bzw. zu bestätigen.

Literatur

1. Fleiss JL (1981) Statistical methods ror rates and proportions. Wiley & Sons, New York, 14-15, 29-30
2. Hoare AM, Bradby GVH, Hawkins CF, Kang JY, Dykes PW (1979) Cimetidine in bleeding peptic ulcer. Lancet II:671-673
3. La Brady SG, Miesiewicz JJ, Edwards J, Smith PM, Haggie SJ, Libman L, Sarner M, Wyllie JM, Croker J, Cotton P (1979) Controlled trial of cimetidine in upper gastrointestinal haemorrhage. Gut 20:892-895
4. Macklon AF, Roberts SH, James O (1979) Cimetidine in bleeding peptic ulcer. Lancet II:1135-1136
5. Pickard RG, Sanderson I, South M, Kirkham JS, Northfield TC (1979) Controlled trial of cimetidine in acute upper gastrointestinal bleeding. Br Med J 1:661-662
6. Siddiqu SMZA, Tildesley G, Pickens PT, McNay RA (1979) Cimetidine in acute upper gastrointestinal bleeding. Br Med J 1:954-955 (letter)

7. Carstensen HE, Bulow S, Hansen OH, Jacobsen BH (1980) Cimetidine in severe gastroduodenal haemorrhage: a randomised controlled trial. Scand J Gastroenterol 15:103-105
8. Galmiche PJ, Colin R, Veyrac M, Hecketsweiler P, Ouvry D, Tenière P, Ducrotté P (1980) Double blind controlled trial of cimetidine in bleeding peptic ulcer. In: Torsoli A, Lucchelli PE, Brimblecombe RLS (Hrsg.) H_2-antagonists: Proceedings of a European Symposium, Excerpta Medica, Amsterdam, 164–171
9. Meredith CG, Kenney MC, Wade DN, Sweeten MV, Byrnes DJ, Frommer DJ, Hennessy WB (1981) Cimetidine and acute upper gastrointestinal bleeding: A double-blind controlled trial. Aust NZ Med J 10:611-614
10. Dawson J, Cockel R (1982) Ranitidine in acute upper gastrointestinal haemorrhage. Br Med J 285:476-477
11. Barer D, Ogilvie A, Henry D, Dronfield M, Coggon D, French S, Ellis S, Atkinson M, Langman MJS (1983) Cimetidine and tranexamic acid in the treatment of acute upper gastrointestinal bleeding. N Engl J Med 308:1571-1575
12. Nowak A, Gibinski K, Sadlinski C, Gorka Z, Nowakowska E, Rudzki T (1983) Ranitidine in acute upper gastrointestinal tract bleeding. Gastroenterology 82:1261
13. Stampfer MJ, Goldhaber SJ, Yusuf S, Peto R, Hennekens CH (1982) Effect of intravenous streptokinase on acute myocardial infarction N Engl J Med 307:1180-1182

Sicherheitsprofil des H_2-Blockers Raniditin

B. Simon*, H.-G. Dammann**, P. Müller*

* Medizinische Universitätsklinik Heidelberg, Gastroenterologie,
Bergheimer Straße 58, 6900 Heidelberg
** Krankenhaus Bethanien, Martinistr. 44, 2000 Hamburg 20

Einleitung

Das Prinzip einer H_2-Rezeptorblockade hat sich in der Therapie säurebedingter Erkrankungen des oberen Gastrointestinaltraktes durchgesetzt. Die umfangreichsten Erfahrungen liegen bisher mit Cimetidin, dem ersten Vertreter dieses Wirkungsprinzips vor, der bereits 1976–1977 eingeführt wurde. Wirksamkeit und gute Verträglichkeit dieser Substanz sind ausführlich dokumentiert. Mit zunehmender Verordnungshäufigkeit sind allerdings Nebenwirkungen bekannt geworden, die zunächst als Folge einer H_2-Rezeptorblockade in den jeweiligen Organen interpretiert wurden. Heute weiß man, daß einige dem Cimetidin anhaftenden Nebenwirkungen auf seiner Molekülstruktur beruhen und somit nicht notwendigerweise von anderen H_2-Blockern geteilt werden müssen.
Unter den Nachfolgesubstanzen des Cimetidin spielt die Furanverbindung Ranitidin bislang die wichtigste Rolle. Intensive präklinische Prüfung und relativ große klinische Erfahrung mit dieser Substanz erlauben es, das Sicherheitsprofil von Ranitidin und Cimetidin miteinander zu vergleichen. Die wesentlichen Unterschiede beider Substanzen sind in Tabelle 1 zusammengestellt. Der Hemmung des Arzneimittelmetabolismus in der Leber kommt dabei klinisch die größte Bedeutung zu.

Hemmung des Arzneimittelmetabolismus in der Leber

Zahlreiche Studien zeigen, daß Cimetidin die Elimination von Pharmaka hemmt, die über das mischfunktionelle Zytochrom $P_{448/450}$-Oxygenasensystem der Leber verstoffwechselt werden. Dazu zählen Lidocain, Warfarin, Diazepam, Theophyllin, Clomethiazol, Phenytoin, Propranolol etc. (s. Übersichten [1, 2]). Als Folge dieser Abbauhemmung durch Cimetidin steigen die Plasmakonzentrationen der jeweiligen Pharmaka an. Bei Medikamenten mit sog. geringer therapeutischer Breite können hieraus unvorhersehbare, möglicherweise gefährliche Interaktionen entstehen. So wur-

Tabelle 1. Nebenwirkungsprofil von Cimetidin und Ranitidin.
+ Wirkung vorhanden,   − Wirkung fehlt

Cimetidin		Ranitidin
+	Hemmung des Zytochrom P_{450}-abhängigen Arneimittelmetabolismus in der Leber	−
+	Antiandrogene Eigenschaften	−
+	ZNS-Symptome	− (?)
+	Prolaktinfreisetzung nach i. v.-Gabe	Therapeutische Dosen − Supramaximale Dosen +
+	Immunstimulatorische Wirkung	− (?)
+	Kreatininanstieg im Serum	− (?)

den in Kasuistiken Blutungsepisoden unter Warfarin [3, 4], Krampfanfälle unter Theophyllin [5, 6], Intoxikationserscheinungen unter Phenytoin [7, 8] und Lidocain [9] sowie Bradykardien unter Propranolol [10] beobachtet. Obwohl es sich hierbei um Einzelfälle handelt, weisen diese Beobachtungen darauf hin, daß cimetidininduzierte Arzneimittelinteraktionen unter bestimmten Bedingungen von klinischer Relevanz sind.

Als Ursache dieser Hemmung wird die Anlagerung des Imidazolringes von Cimetidin an das Häm-Molekül von Zytochrom P_{450} in der Leber diskutiert. Hierdurch wird die Aktivität dieses Enzymkomplexes, je nach Substrat, kompetitiv oder nicht kompetitiv herabgesetzt. Zusätzlich dürfte die Lipidlöslichkeit der Seitenkette für die Hemmwirkung von Bedeutung sein.

Die Beschreibung des Cimetidineffektes kam nicht unerwartet, waren doch bereits im Schrifttum einige Jahre vor der Einführung des ersten H_2-Blokkers für substituierte Imidazolverbindungen derartige Interaktionen beschrieben worden [11, 12].

Ranitidin hat unter den gleichen In-vitro-Bedingungen eine ca. 10fach niedrigere Affinität für dieses Enzymsystem. Wegen seiner auf molarer Basis stärkeren antisekretorischen Wirksamkeit kann Ranitidin ca. 4- bis 6fach niedriger dosiert werden. Somit ist in der Regel nicht mit nennenswerten Interaktionen auf hepatischer Ebene zu rechnen. In klinisch-pharmakologischen Untersuchungen konnte in der Zwischenzeit gezeigt werden, daß Ranitidin im Gegensatz zu Cimetidin nicht den Metabolismus von Lidocain, Phenytoin, Diazepam, Propranolol etc. hemmt (Tabelle 2).

Unklar ist, inwieweit beide H_2-Blocker die Leberdurchblutung vermindern. Dieser Effekt könnte bei Medikamenten von Bedeutung sein, die überwiegend hepatisch eliminiert werden (wie z. B. Lidocain und Propranolol). Wie

Tabelle 2. H$_2$-Blocker und Arzneimittelmetabolismus in der Leber.
+ Hemmung des Arzneimittelmetabolismus, − keine Hemmung

	Phase-1-Reaktion	
	Cimetidin	Ranitidin
Lidocain	+ [9]	− [13]
Theophyllin	+ [14]	− [14]
Phenytoin	+ [8]	− [15]
Carbamazepin	+ [16]	− [16]
Na-Valproinsäure	+ [16]	− [16]
Clomethiazol	+ [17]	− [18]
Diazepam	+ [19]	− [20]
Proparanolol, Metoprolol	+ [10, 21]	− [22, 23]
Nifedipin	+ [24]	− [24]
Warfarin	+ [25]	− [26]
Antipyrin/Aminopyrine	+ [27]	− [27]
	Phase-2-Reaktion (Glukuronidierung)	
	Cimetidin	Ranitidin
Phenprocoumon	− [28]	− [29]
Lorazepam/Oxazepam	− [30]	− [31]
Morphin	− [32]	− [33]

Tabelle 2 zeigt, wird jedoch der Abbau dieser Pharmaka durch Ranitidin nicht verzögert. Dies läßt vermuten, daß der hemmende Effekt des Cimetidins auf das Zytochrom P$_{450}$-haltige Oxygenasensystem von weitaus größerer Bedeutung ist, als der diskutierte und nach wie vor umstrittene Einfluß beider H$_2$-Blocker auf die Leberdurchblutung [10, 35].
Wie Tabelle 2 weiter zeigt, wird die sog. Phase-2-Reaktion (Glukuronidierung) weder durch Cimetidin noch durch Ranitidin beeinflußt. Aus diesem Grunde kommt es bei gleichzeitiger H$_2$-Blockergabe nicht zu einer Akkumulation und Wirkungsverstärkung von Phenprocoumon, Oxazepam, Lorazepam etc.
Berichte über eventuelle In-vivo-Interaktionen von Raniditin auf hepatischer Ebene sollten aufgrund des unterschiedlichen biochemischen Verhaltens beider H$_2$-Blocker mit großer Zurückhaltung aufgenommen werden [36, 37].
Ionisationszustand bzw. Löslichkeit eines Medikamentes sind u. a. von dessen Dissoziationskonstante (pk-Wert) und dem pH des umgebenden wäßrigen Milieus abhängig. Durch Anhebung des intragastralen bzw. intraduodenalen pH-Wertes können H$_2$-Blocker die Resorption von Medikamenten, die schwache Basen bzw. schwache Säuren sind, beeinflussen. Daraus kann

eine verminderte oder eine gesteigerte Resorption resultieren, da derartige Substanzen in der nichtionisierten Form i. allg. besser resorbiert werden. Midazolam z. B. hat eine wasserlösliche offene Ringstruktur, die sich bei einem pH über 4 schließt, wodurch das Molekül lipophiler wird. Auf diese Weise erhöht die gleichzeitige Gabe von Ranitidin signifikant die Bioverfügbarkeit dieses Benzodiazepins [38]. Die Bioverfügbarkeit des Antimykotikums Ketoconazol (schwache Base) wird hingegen drastisch reduziert, wenn 2 h zuvor Cimetidin verabreicht wurde. Dies kann zu einer deutlichen Abschwächung der antimykotischen Wirksamkeit führen und muß bei gleichzeitiger Gabe mit H_2-Blockern berücksichtigt werden [39].

Gegenwärtig ist umstritten, ob eine gleichzeitige Gabe von Antazida die Resorption von H_2-Blockern reduziert [40–42].

Die anticholinerg wirksame Substanz Propanthelin verzögert und erhöht die Resorption von Ranitidin, aller Wahrscheinlichkeit nach durch Hemmung der Magenentleerung [42].

Erst kürzlich wurde bekannt, daß Cimetidin auch die renale Extraktion von Pharmaka beeinflußt. So wird beispielsweise die renale Clearance von Procainamid drastisch reduziert, was zu einer Zunahme der AUC (area under the plasma concentration time curve) um 60–80% und einer Verlängerung der Halbwertszeit führt [43]. Als Ursache hierfür wird eine kompetitive Hemmung der tubulären Sekretion angenommen. Es ist möglich, daß Cimetidin und Kreatinin, beides Kationen und Imidazolverbindungen, um dasselbe kationische Transportsystem im proximalen Tubulus konkurrieren.

Für Ranitidin konnte ein marginaler Effekt auf die renale Clearance von Procainamid und verwandter Substanzen nachgewiesen werden [44]. Da Ranitidin ebenfalls über das Kreatininsystem eliminiert wird, dürfte der geringere Effekt wahrscheinlich durch die niedrigere Substanzmenge (300 mg vs. 1000 mg) zu erklären sein.

Antiandrogene Eigenschaften

Cimetidin verdrängt, wie Abb. 1 zeigt, radioaktiv markiertes Testosteron aus dessen Rezeptorbindungsstellen in androgensensitiven Geweben. Folge dieser Cimetidinverdrängung sind eine reduzierte Aufnahme von Testosteron in den Zellkern, eine verminderte Testosteronwirkung auf zellulärer Ebene und ein Anstieg der peripheren Testosteronplasmaspiegel [45, 46, 47]. Dies manifestiert sich tierexperimentell als Atrophie androgenabhängiger Organe (wie z. B. Samenblase, Hodengewebe, Prostata) bzw. durch eine Feminisierung männlicher Feten [48]. Beim Mann kann es über diesen Mechanismus zur Gynäkomastie und Störungen der Sexualfunktion (besonders bei längerer und höherer Dosierung) kommen.

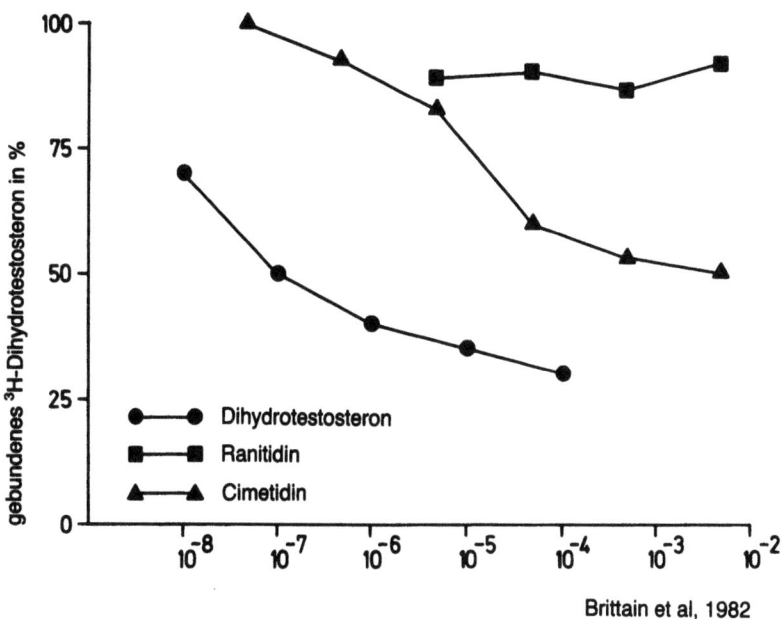

Brittain et al, 1982

Abb. 1. Verdrängung von ^{3}H-Dihydrotestosteron aus seinen Bindungsstellen im Nierengewebe der Maus durch Cimetidin, nicht jedoch durch Ranitidin. (Nach Brittain et al 1981 [57])

Im Gegensatz dazu verdrängt Ranitidin nicht in vitro Dihydrotestosteron aus dessen Bindungsstellen (Abb. 1). So führt eine Langzeittherapie mit Ranitidin im Tierexperiment zu keiner Gewichtsabnahme androgensensitiver Organe; unter einer Standardtherapie mit diesem neuen H_2-Blocker wurden bei Ulcus duodeni-Patienten keine erhöhten Testosteron- und LH-Plasmaspiegel gefunden [47]. Ein weiterer klinischer Hinweis auf fehlende antiandrogene Eigenschaften des Ranitidins wird zusätzlich dadurch gegeben, daß cimetidininduzierte Gynäkomastien, Brustschwellungen und Impotenz sich zurückbilden, wenn auf Ranitidin umgestellt wird (Tabelle 3) [49, 50, 51]. Es handelte sich in der Mehrzahl dieser Fälle um Patienten mit pathologisch gesteigerter Säuresekretion, meist um solche mit Zollinger-Ellison-Syndrom, die über längere Zeit hochdosiert mit Cimetidin behandelt worden waren. Die Daten der Arbeitsgruppe von Jensen et al [49] sind in diesem Zusammenhang von besonderer Bedeutung, da der Nachweis einer Impotenz unter Cimetidin und der Rückbildung unter Ranitidin phallographisch erfolgte.

Tabelle 3. Antiandrogene Effekte von Cimetidin (**CIM**) in hoher Dosierung (⊕): Rückbildung unter Ranitidin (**RAN**, ⊖)

Autoren	Patient Nr.	⊕ [mg]	Impotenz Brustschwellung Gynäkomastie	⊖ [mg]
Jensen et al (1983) [49]	1	CIM 3600		RAN 1200
	2	CIM 10800		RAN 3600
	3	CIM 2400		RAN 900
	4	CIM 3600		RAN 900
	5	CIM 3600		RAN 900
	6	CIM 10800		RAN 3600
	7	CIM 7200		RAN 4200
	8	CIM 2400		RAN 900
	9	CIM 1200		RAN 450
Mignon et al (1983) [50]	1	CIM 2000		RAN 450–600
	2	CIM 2400		RAN 900
Peden und Wormsley (1982) [51]	1	CIM 1000		RAN 300

Zentralnervöse Symptome

Neurologische Symptome unter Cimetidin sind besonders bei älteren Patienten und bei solchen mit eingeschränkter Leber- und Nierenfunktion beobachtet worden. Die Symptomatik reicht von Verwirrtheitszuständen über Somnolenz bis Stupor. Dabei fand sich eine positive Korrelation zwischen der Konzentration von Cimetidin im Plasma bzw. Liquorflüssigkeit und dem neurologischen Zustandsbild [52]. Der Mechanismus der zentralnervösen Nebenwirkungen durch Cimetidin könnte auf einer Blockade von H_2-Rezeptoren im Gehirn beruhen.

Im Gegensatz hierzu scheint das hydrophilere Ranitidin nur in sehr geringen Mengen die Blut-Liquor-Schranke zu penetrieren. Einzelberichte zeigen, daß Verwirrtheitssymptome sich wieder zurückbildeten, wenn von Cimetidin auf Ranitidin umgestellt wurde [53] (GLAXO – interne US-Zulassungsdaten).

Prolaktinfreisetzung nach intravenöser Gabe

200 mg Cimetidin als i.v.-Bolus führen zu einer vermehrten kurzfristigen Freisetzung von Prolaktin aus der Hypophyse. Nach i.v.-Applikation der antisekretorisch äquivalenten Dosis von Ranitidin (50 mg) steigt hingegen

der periphere Prolaktinspiegel nicht an [54]. Auch andere hypophysäre Hormone, wie z. B. FSH, TSH etc., werden durch Ranitidin i. v. (und Cimetidin) nicht beeinflußt [55]. Erst nach supramaximalen Ranitidindosen (ab ca. 150 mg i. v.) werden vorübergehende Prolaktinanstiege beobachtet. Chronische orale Gabe von Ranitidin und Cimetidin hat keinen Einfluß auf die Prolaktinsekretion bei Mann und Frau.

Nitrosierung von Ranitidin

Unter In-vitro-Bedingungen ist das in Anwesenheit von Nitrit im sauren Milieu entstehende N-Nitrosocimetidin mutagen und kann DNS-Moleküle methylieren [56]. Allerdings konnte diese Verbindung bisher nicht aus menschlicher Magenflüssigkeit isoliert werden.

Von theoretischem Interesse ist, daß Ranitidin unter ähnlichen experimentellen Bedingungen nur am terminalen C-Atom der Seitenkette nitrosiert werden kann (Abb. 2) [57]. Dieses C-Nitrosoderivat besitzt bis zu einer Konzentration von 500 µg pro Platte keine mutagenen Eigenschaften und zerfällt rasch in 2 nichttoxische Abbauprodukte, die ebenfalls nicht mutagen sind. Bei höheren Nitritkonzentrationen konnte ein weiteres Reaktionsprodukt, ein N-Nitrosoderivat, identifiziert werden, das bei Bakterien in höherer Konzentration mutagene Eigenschaften aufweist. Dieses N-Nitrosoderi-

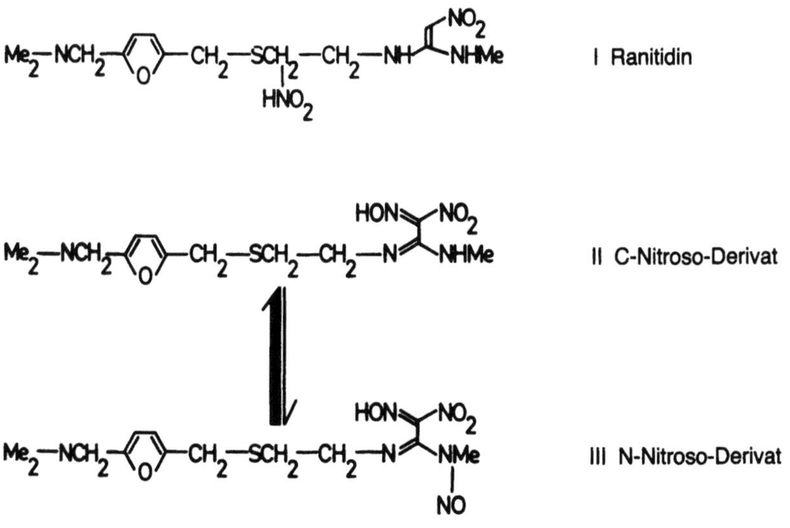

Abb. 2. Nitrosierungsprodukte von Ranitidin

vat ist instabil und wandelt sich – außer bei beträchtlichem Nitritüberschuß – rasch in das nichtmutagene C-Nitrosoderivat um. Normalerweise werden jedoch Bedingungen, die die Bildung des N-Nitrosoderivates im Magen ermöglichen, nicht erreicht.

Immunmodulatorische Wirkung

In mehreren Studien ließ sich für Cimetidin ein stimulierender Effekt auf das humorale und zellvermittelte Immungeschehen sowohl in vitro als auch in vivo nachweisen [58]. Diese immunstimulatorische Wirkung wurde bislang als Folge einer spezifischen H_2-Rezeptorblockade an den Suppressor-T-Zellen aufgefaßt.
Im Gegensatz zu Cimetidin führt Ranitidin weder zu einer verstärkten kutanen Immunreaktion vom Spättyp noch zu einer vermehrten In-vitro-Lymphozytenstimulation durch verschiedene Mutagene [59, 60]. Inwieweit dieses unterschiedliche Verhalten beider H_2-Blocker von klinischer Relevanz ist, muß abgewartet werden.

Nebenwirkungsprofil von Ranitidin

Tabelle 4 gibt die Inzidenz der am häufigsten berichteten subjektiven Symptome von Ranitidin in placebokontrollierten Kurzzeitstudien an. Was Obstipation, Übelkeit, Müdigkeit, Diarrhö und Kopfschmerzen anbelangt, bestehen zwischen beiden Kollektiven keine Unterschiede. In der Ranitidingruppe wurde signifikant häufig über Hautausschlag bzw. Schwindel berichtet.

Tabelle 4. Placebokontrollierte Kurzzeitstudien: Inzidenz (in %) der am häufigsten berichteten subjektiven Symptome

	Ranitidin (n = 1400)	Placebo (n = 1366)
Schwindel	1,57	0,44[a]
Kopfschmerz	1,43	1,17
Durchfall	1,29	0,66
Müdigkeit	1,29	1,17
Hautausschlag	0,86	0,29[b]
Übelkeit	0,71	0,44
Verstopfung	0,71	0,44

[a] $p < 0,01$,
[b] $p = 0,05$.

Tabelle 5. Langzeittherapie (bis zu 12 Monaten) mit Ranitidin: Inzidenz (in %) subjektiver Symptome

	Ranitidin 150 mg (n = 1488)	Cimetidin 400 mg (n = 181)	Placebo (n = 259)
Gastrointestinaltrakt	3,6	7,2	3,5
ZNS	2,4	3,9	1,5
Herz-Kreislauf	1,8	0,6	0
Respirationstrakt	2,5	0,6	1,9
Bewegungsapparat	2,8	5,0	0,8
Haut	1,3	2,2	0
Augen	0,2	0,5	0

Obwohl nicht in allen Fällen Reexpositionsversuche durchgeführt wurden, scheint Hautausschlag eine gesicherte Nebenwirkung von Ranitidin zu sein. Eine Analyse der 22 Patienten mit Schwindel erbrachte keinen schlüssigen Anhalt dafür, daß dieses Symptom in einem kausalen Zusammenhang mit der Ranitidineinnahme steht.

In Tabelle 5 sind die Erfahrungen mit Ranitidin bei Langzeitgabe zusammengefaßt. Hier wurde die Inzidenz der subjektiven Symptome unter einer 12monatigen Therapie mit 1mal 150 mg Ranitidin, mit 400 mg Cimetidin bzw. mit Placebo verglichen. Aufgrund der unterschiedlichen Fallzahlen verbietet sich allerdings ein direkter Vergleich.

Aufgrund der Ergebnisse kontrollierter Studien, von Reexpositionsversuchen und der 2jährigen klinischen Erfahrung mit Ranitidin dürften somit folgende Nebenwirkungen als gesichert angesehen werden: Kopfschmerzen, allergische Hautreaktionen, passagere Transaminasenerhöhungen.

In Kasuistiken wurde über Gynäkomastie [61], Impotenz [62], Bradykardie nach i. v.-Gabe [63], Hepatitis [64] sowie ZNS-Symptome [65, 66] berichtet. Ein Kausalzusammenhang ließ sich in keinem der Fälle bisher sichern.

Literatur

1. Reimann IW, Klotz U (1983) Klinisch bedeutsame Interaktionen von Cimetidin. Inn Med 10:31-40
2. Powell JR, Donn KH (1983) The pharmacokinetic basis for H_2-antagonist drug interactions: concepts and implications. J Clin Gastroenterol [Suppl 1] 5:95-113
3. Silver BA, Bell WR (1979) Cimetidine potentiation of the hypoprothrombinemic effect of warfarin. Ann Intern Med 90:348-349

4. Wallin BA, Jacknowitz A, Raich PC (1979) Cimetidine and effect of warfarin. Ann Intern Med 90:993
5. Lofgren RP, Gilbertson RA (1982) Cimetidine and theophylline. Ann Intern Med 96:378
6. Anderson JR, Poklis A, Slavin RA (1983) A fatal case of theophylline intoxication. Arch Intern Med 143:559
7. Hetzel, DJ, Bochner F, Hallpike JF et al (1981) Cimetidine interaction with phenytoin. Br Med J 282:1512
8. Neuvonen FJ, Tokola KA, Kaste M (1981) Cimetidine-phenytoin interaction: effect on serum phenytoin and antipyrine test. Eur J Clin Pharmacol 21:215-220
9. Knapp AB, Maguire W, Keren G et al (1983) The cimetidine-lidocaine interaction. Ann Intern Med 98:174-177
10. Feely J, Wilkinson GR, Wood AJJ (1981) Reduction of liver blood flow and propranolol metabolism by cimetidine. N Engl J Med 304:692-695
11. Hajek KK, Cook NI, Novak RF (1982) Mechanism of inhibition of microsomal drug metabolism by imidazole. J Pharmacol Exp Ther 233:91-104
12. Wilkinson CF, Hetnarski K, Cantwell GP et al (1974) Structure-activity relationships in the effects of 1-alkylimidazoles on microsomal oxidation in vitro and in vivo. Biochem Pharmacol 23:2377-2386
13. Feely GE (1983) Lack of effect of ranitidine on the disposition of lignocaine. Br J Clin Pharmacol 15:378-379
14. Powell JR, Rogers JF, Wargin WA et al (1982) The influence of cimetidine vs ranitidine on theophylline pharmacokinetics. Clin Pharmacol Ther 31:261
15. Watts RW, Hetzel DJ, Bochner F, Hallpike FJ et al (1983) Lack of interaction between ranitidine and phenytoin. Br J Clin Pharmacol 15:499
16. Webster LK, Mihaly GW, Jones DB et al (1983) Comparison of the effects of cimetidine and ranitidine on the pharmacokinetics of carbamazepine and sodium valproate. Aust NZ J Med 13:432
17. Desmond PV, Shaw RG, Bury R et al (1981) Cimetidine impairs the clearance of an orally administered high clearance drug, chlormethiazole. Gastroenterology 80:1330
18. Mashford ML, Harman PJ, Morphett BJ et al (1983) Ranitidine does not affect chlormethiazole or indocyanine gree disposition. Clin Pharmacol Ther 34:231-233
19. Klotz U, Reimann I (1980) Delayed clearance of diazepam due to cimetidine. N Engl J Med 302:1012
20. Klotz U, Reimann IW, Ohnhaus EE (1983) Effect of ranitidine on the steady state pharmacokinetics of diazepam. Eur J Clin Pharmacol 24:357-360
21. Kirch W, Köhler H, Spahn H et al (1981) Interactions of cimetidine with metoprolol, propanolol or atenolol. Lancet II:531
22. Heagerty AM, Donovan MA, Casteldeden CM et al (1982) The influence of histamine H_2 antagonists on propranolol pharmacokinetics. Int J Clin Pharmacol Ther Toxicol 2:203-205
23. Kelly JG, Shanks RG, McDevitt DG (1983) Influence of ranitidine on plasma metoprolol concentrations. Br Med J 287:1218-1219
24. Kirch W, Janisch HD, Heidemann H et al (1983) Einfluß von Cimetidine und Ranitidin auf die Pharmakokinetik und den antihypertensiven Effekt von Nifedepin. Dtsch Med Wochenschr 108:1757-1761
25. Serlin MJ, Sibeon RG, Mossman S et al (1979) Cimetidine: Interaction with oral anticoagulants in man Lancet II:317
26. O'Reilly RA (1983) Comparative interaction of cimetidine and ranitidine with racemic warfarin in man. Fed Proc Abs. 67the Meeting Chicago, 42/5

27. Staiger C, Simon B, Walter E et al (1981) Influence of ranitidine on antipyrine pharmacokinetics in healthy volunteers. Dig Dis Sci 25:894
28. Harenberg J, Staiger C, DeVries JX et al (1982) Cimetidine does not increase the anticoagulant effect of phenprocoumon. Br J Clin Pharmacol 14:292
29. Harenberg J, Zimmermann R, Kommerell B et al (1983) Interaktion von Ranitidin. mit oralen Antikoagulantien. Dtsch Med Wochenschr 108:1536
30. Patwardhan RV, Yarborough GW, Desmond PV et al (1980) Cimetidine spares the glucuronidation of lorazepam and oxazepam. Gastroenterology 79:912
31. Abernethy DR, Greenblatt DJ, Eshelman FN et al (1983) Ranitidine nin-interaction with benzodiazepine oxidation or conjugation. Clin Pharmacol Ther 33/2:B63
32. Mojaverian P, Swanson BN, Vlasses PH et al (1982) Cimetidine does not alter morphine disposition in man. Br J Clin Pharmacol 14:809
33. Homann J, Paul F, Kratz F et al (1983) The effect of cimetidine and ranitidine on liver drug metabolism in the liver. Med Welt 34:313-315
34. Feely J, Guy E (1982) Ranitidine also reduces liver blood flow. Lancet I:169
35. Dunk AA, Jenkins WJ, Burroughs AK et al (1983) The effect of ranitidine on the plasma clearance and hepatic extraction of indocyanine green in patients with chronic liver disease. Br J Clin Pharmacol 16:117-120
36. Desmond PV, Shaw R, Westwood B et al (1982) Comparison of the effect of cimetidine and ranitidine o hepatic drug metabolism. Aust NZ J Med 13:314
37. Spahn H, Mutschler E, Kirch W et al (1983) Influence of ranitidine on plasma metoprolol and atenolol concentrations. Br Med J 286:1546-1547
38. Elwood RJ, Hildenbrand PJ, Dundee JW et al (1983) Ranitidine influences the uptake of oral midazolam. Br J Clin Pharmacol 15:743-745
39. van der Meer JWM, Keuning JJ, Scheijgrond HW et al (1980) The influence of gastric acidity on the bioavailability of ketoconazole. J Antimicrob Chemother 6:552-554
40. Grahnen A, von Bahr C, Lindstrom B et al (1979) Bioavailability and pharmacokinetics of cimetidine. Eur J Clin Pharmacol 16:335-340
41. Mihaly GW, Marino AT, Webster LK et al (1982) High dose of antacid (Mylanta II) reduces bioavailability of ranitidine. Br Med. J. 285:998-999
42. Eshelman FN, Plachetka JR, Brown DCP (1983) Effect of antacid and anticholinergic medication on ranitidine absorption. Clin Pharmacol Ther 33:216
43. Somogyi A, McLean A, Heinzow B (1983) Cimetidine-procainamide pharmacokinetic interaction in man: Evidence of competition for tubular secretion of basic drugs. Eur J Clin Pharmacol 25:339-345
44. Somogyi A, Heinzow B, McLean A et al (1983) Cimetidine and ranitidine influence on procainamide disposition and renal clearance in man. II. World Conference on Clinical Pharmacology and Therapeutics, July 31-August 5, A 636
45. Sultan C, Terraza A, Loriaux DL (1980) Cimetidine competition with androgens for binding to human sex skin fibroblasts androgen receptors. J Steroid Biochem 13/7:839-840
46. Pearce P, Funder JW (1980) Clin Exp Pharmacol Physiol 7:442
47. Peden NR, Boyd JS, Saunders IHB et al (1981) Ranitidine in the treatment of duodenal ulceration. Scand J Gastroenterol 16:325-329
48. Hagenmüller F, Usadel KH, Schwedes U et al (1982) Ranitidin und Cimetidin: Untersuchungen zur gastralen Sekretionshemmung und Antiandrogenität. Inn Med 9:347-352
49. Jensen RT, Collen MJ, Pandol SJ et al (1983) Cimetidine-induced impotence and breast changes in patients with gastric hypersecretory states. N Engl J Med 308:883-887
50. Mignon M et al (1982) Gynecomastia and histamine H_2 antagonists. Lancet II:499

51. Peden NR, Wormsley KG (1983) Alleged impotence with ranitidine. Lancet II:798
52. Schentag JJ, Cerra FB, Calleri G et al (1979) Pharmacokinetic and clinical studies in patients with cimetidine-associated mental confusion. Lancet I:177-181
53. Bories P, Mitchell H, Duclos B et al (1980) Use of ranitidine without mental confusion in patients with renal failure. Lancet II:755
54. Nelis GF, van der Meene JGC (1980) Comparative effect of cimetidine and ranitidine on prolactin secretion. Postgrad Med J 56:478-480
55. Knigge U et al (1983) The acute and long-term effect of the H_2-receptor antagonists cimetidine and ranitidine on the pituitary-gonadal axis in men Clin Endocrinol 18: 307-313
56. Jensen DE, Magee PN (1981) Methylation of DNA by nitrosocimetidine in vitro. Cancer Res 41:230
57. Brittain RT, Harris DM, Martin LE et al (1981) Safety of ranitidine. Lancet II:1119
58. Avella J, Binder HJ, Madsen EJ et al (1978) Effect of histamine H_2 receptor antagonists on delayed hypersensitivity. Lancet I:108
59. Bovo P, Vaona B, Angelini G et al (1981) Ranitidine and delayed hypersensitivity (Letter). Ital J Gastroenterol 13:49
60. Peden NR, Robertson AJ, Boyd EJS et al (1982) Mitogen stimulation of peripheral blood lymphocytes of duodenal ulcer patients during treatment with cimetidine and ranitidine. GUT 23:398-403
61. Tosi S, Cagnoli M (1982) Painful gynecomastia with ranitidine. Lancet II:160
62. Camarri E, Chirone E, Fanteria G et al (1982) Ranitidine induced bradycardia. Lancet II:160
63. Viana L (1983) Probable case of impotence due to ranitidine. Lancet II: 635-636
64. Barr GD, Piper DW (1981) Possible ranitidine hepatitis. Med J Aust 2:421
65. Silverstone PH (1984) Ranitidine and confusion. Lancet I: 1071
66. Epstein CM (1984) Ranitidine and mental confusion. Lancet I: 1071

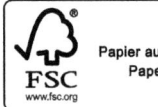

MIX
Papier aus verantwortungsvollen Quellen
Paper from responsible sources
FSC® C105338

If you have any concerns about our products,
you can contact us on
ProductSafety@springernature.com

In case Publisher is established outside the EU,
the EU authorized representative is:
**Springer Nature Customer Service Center GmbH
Europaplatz 3, 69115 Heidelberg, Germany**

Printed by Libri Plureos GmbH
in Hamburg, Germany